Performance Assessment Workbook
for
Nursing and Midwifery Education

看護・助産師教育に活かす

パフォーマンス評価ワークブック

導入のための初めの一歩

細尾萌子／小田初美／副島和美／倉本孝子

[編著]

創元社

はしがき

　2022（令和4）年度入学生から導入されている看護・助産師教育の新カリキュラムでは、対象の多様性・複雑性に対応した看護・助産を創造する能力の育成が求められており、それは一律に教えこむことはできないので、学生の主体的な学びが推進されている。知識や技術を活用して考えたことを、表現や行動で表せるかを見取る「パフォーマンス評価」は、新カリキュラムに向けた日本看護学校協議会の「カリキュラム編成ガイドライン」において、授業成果の評価方法の一つとして取り上げられている（日本看護学校協議会、2020）。パフォーマンス評価は、患者や妊産婦のニーズに応じて知識や技術を臨機応変に統合する実践能力をとらえることができるからである。また、パフォーマンス評価の一つであるルーブリックは、学生が自己の学習活動を振り返って次の学習につなげる主体的な学びを促すことができる。しかしながら、パフォーマンス評価はこれまでの教育観とは異なる新しい試みであり、看護・助産の教育現場ではうまくいかないことも多いようである。

　本書は、看護師・助産師をめざす学生を指導する教員や、新人の看護師・助産師を指導する実習指導者などを対象とした、パフォーマンス評価の入門書である。大学・短大・専門学校や病院での研修で教科書や参考書として使用できるほか、独学の手引きにもなる。

　パフォーマンス評価に興味はあるがためらっている教員・指導者の方が、ここからやってみようと一歩前に進めるように、パフォーマンス評価の理論や実践例の解説に加えて、パフォーマンス評価の様々な導入過程のストーリーや導入パターン例、自校研修でそのまま使える活動やワークシートを提案した点が特徴である。

　第Ⅰ部（基礎編）では、看護・助産師教育におけるパフォーマンス評価の意義や方法を解説するとともに、事例編とストーリー編で出てくる重要用語（リレフレクションやポートフォリオや「逆向き設計」論）について説明する。パフォーマンス評価＝ルーブリックではなく、パフォーマンス評価には様々な方法がある。基礎編を通して、パフォーマンス評価の理論の概要や実践上の留意点が理解できるだろう。

　第Ⅱ部（事例編）では、看護教育や助産師教育におけるパフォーマンス評価の実践のイメージを持ってもらえるよう、パフォーマンス評価の実践例を紹介する。看護教育として、基礎看護学実習・成人看護学実習・老年看護学実習などにおける領域別のルーブリックの取り組みと、卒業生像に向かうための長期的ルーブリックの実践を示す。助産師教育としては、実習前OSCEと実習のルーブリックの実践を扱う。さらに「Q&A」として、取り上げた実践例について読者が疑問を持つと思われる点についての編者からの問いに執筆者が回答する。

　第Ⅲ部（ストーリー編）では、看護・助産の様々な教育現場の当事者に、育てた

い学生像や、それに向けてパフォーマンス評価を導入したきっかけ、導入をめぐる葛藤、導入による教員や学生の変化、新たな課題や展望を語ってもらう。看護教育については、事例編で取り上げた京都第二赤十字看護専門学校からはじめ、その後はパフォーマンス評価を導入した年が早い学校から順にストーリーを構成した。助産師教育については、学生が履修する順番に従い、講義、演習、講義と演習の後の実習前、実習、卒後教育におけるパフォーマンス評価のストーリーを並べた。助産師教育ではパフォーマンス評価という言葉はあまり使われないが、日々の実践の中にパフォーマンス評価が埋め込まれているのである。その上で、パフォーマンス評価の導入パターンをいくつか提案した。パフォーマンス評価を導入しているどの学校・大学でも、それぞれの環境や学生に合わせて試行錯誤する中で、現在の方法に洗練されていった。パフォーマンス評価の多様な導入過程を通して、パフォーマンス評価を自校でどこから導入するかのヒントが見つかるだろう。

　第IV部（活動編）では、各校の研修ですぐに行えるパフォーマンス評価の活動を紹介し、その活用に向けた編者のメッセージも掲載する。各活動につけた二次元コードを読み取れば、そのまま印刷して研修で使えるワークシートがダウンロードできる。これらを使うことで、外部講師なしでも教員や実習指導者だけで、パフォーマンス評価を実際にやってみる研修ができるだろう。

　小中高の学習指導要領において、「主体的な学び」は、学ぶことに興味や関心をもち、自己のキャリア形成の方向性と関連づけながら、見通しをもって粘り強く取り組み、自己の学習活動を振り返って次につなげる学びのあり方だと定義されている（細尾、2021）。そのため、学生に主体的な学びをさせるためにはまず、指導する教員や実習指導者が主体的に学ぶことが重要だと考えた。すなわち、本書を読むだけではなく、日々の指導経験とつなげながら気づきや疑問を持ち、それをもとにパフォーマンス評価に関する問いを持つ。そして、その問いを解決するための学習計画を立て、学んだことやわからなかったことを振り返り、次の目標につなげる。

　こうやって見通しをもって本書を学ぶためのしかけが、読者が記入できる各部のメモ欄である。基礎編では「わかったこと、気づいたこと、疑問」のメモ欄、事例編では「実践の中でいいと思ったこと、実践の中で課題と思ったこと、パフォーマンス評価に関する疑問」のメモ欄、ストーリー編では「疑問を解決するための学習計画、学んだことやわからなかったこと、自校におけるパフォーマンス評価導入案」のメモ欄を設けた。

　用語については索引を本の末尾に入れ、検索できるようにした。

　本書がはじめの一歩となり、主体的な学生を育むための評価が看護・助産師教育において広がれば、著者一同、喜びでいっぱいである。

（細尾萌子）

目　次

第Ⅰ部　基礎編

看護・助産師教育におけるパフォーマンス評価の意義と方法
——実践能力を高める指導と学習へ

はじめに

　近年の看護師や助産師には、状況に応じて知識を活用して看護・助産を計画・実践する、高度な実践能力が求められている。たとえば、看護・助産師教育の新カリキュラム「看護師等養成所の運営に関する指導ガイドライン」の別表13「看護師に求められる実践能力と卒業時の到達目標」（厚生労働省、2020）では、看護師の実践能力として、①ヒューマンケアの基本的な能力、②根拠に基づき、看護を計画的に実践する能力、③健康の保持増進、疾病の予防、健康の回復にかかわる実践能力、④ケア環境とチーム体制を理解し活用する能力、⑤専門職者として研鑽し続ける基本能力、の5つがあげられている。

　これらの実践能力は、選択肢問題などの客観テストや、チェックリストでは評価できない。そこで、実践能力をとらえるために、パフォーマンス評価（performance assessment）が脚光を浴びている。パフォーマンス評価とは、知識や技術を活用して考えたことを、表現や行動で表せるかを見取る評価方法のことである。

　パフォーマンス評価について、厚生労働省はかつて、「ルーブリック評価」と説明していた。たとえば、2010年の看護教員養成講習のガイドラインでは、実習評価について、「自ら学ぶ意欲や思考力、判断力、表現力などの能力も含めた学習の到達度を評価していくことが重要」であり、「自己学習力の向上」にもつながるものとして、ルーブリック評価が必要だと述べている（厚生労働省、2010）。

　しかし、教育学的には、「ルーブリック評価」という表現はおかしい。「○○評価」の○○は、評価の対象を示している。たとえば、学習評価は学習の成果をとらえることであり、カリキュラム評価はカリキュラムの成否をとらえることである。ルーブリック評価というと、ルーブリックの出来栄えをとらえる評価という意味になる。ルーブリック評価という言葉には、いかにすばらしいルーブリックを作るかが大事なのだという、ルーブリック作成自体を目的視する考えも透けて見える。大事なのは学生が実践能力を向上させることであり、ルーブリックはそのための手段の一つであることを確認するためにも、ルーブリック評価という言葉を使うべきではない。

　本章では、看護・助産師教育におけるパフォーマンス評価の意義や方法を解説するとともに、リフレクションやポートフォリオや「逆向き設計」論といった、本書の事例編やストーリー編で出てくるパフォーマンス評価に関する重要用語について

説明する。パフォーマンス評価を活用することで、看護・助産の学生の実践能力を評価でき、指導や学習の改善へとつなげていけることが理解できるだろう。

1　学習評価の基礎用語

　まず、学習評価とは何かということを押さえておく（田中、2008）。学習者の習得状況を評価する学習評価には、教員や指導者が評価する「教育者による評価」だけではなく、学習者が自分を評価する「自己評価」や、他の学習者が評価する「相互評価」、患者や地域の方などが評価する「他者評価」もある。看護や助産の実習でよくなされている自己評価の目的は、学生が自分の成長に気づくとともに、まだできていないことを発見して次の学習の目標を見つけることである。

　さらに、教育者による評価は、評価の機能によって、「診断的評価」と「形成的評価」、「総括的評価」に分かれる。診断的評価は、学習開始前に、学習者の学習状況（学習の前提となる学力や経験の有無など）を確認するために行う評価である。診断的評価の結果をふまえて、学習の内容を調整する。たとえば、実習前に行う OSCE の結果を実習先に伝えると、指導者は学生の実態をふまえて指導できるので、診断的評価になる（OSCEについては後述）。形成的評価は、学習の途中に、学習者の学習状況を把握するために行う評価である。形成的評価の結果をふまえて指導計画を修正する。実習中に行われる中間評価やリフレクションは形成的評価の一種であろう。総括的評価は、学習の終了時に、目標を達成したかどうかを判定するために行う評価である。総括的評価の結果に基づいて、評定（成績）がつけられる。診断的評価や形成的評価の結果は、原則として成績に入れない。

　このように教育者による評価の機能が分かれているのは、評価とは本来、学習者を値踏みしたり、選抜したりするためではなく、学習状況をふまえて指導や学習の改善に活かすために行うものだからである。評価の結果が悪いとき、半分は学生の責任かもしれないが、もう半分は教育者の責任である。教え方がもっとよかったら、結果はもっとよかったはずだからである。学習評価は、教育者の指導に対する評価でもある。したがって、教育者は評価の結果を見て、指導を反省し、改善していかなければならない。このように、指導することと評価することを一貫させることで、指導に活かす評価を充実させることを、「指導と評価の一体化」という。

　その際、総括的評価を行うだけだと、結果が悪くても、学習は終わってしまっているので、指導を改善しても間に合わない。そのため、診断的評価や形成的評価を行い、学習者の学習状況に合わせてその都度、指導を調整していくのである。

　このように評価を指導の改善に活かすために、小学校・中学校・高校の指導要録という公的な評価簿は、2001 年より、各教科の評定を、相対評価ではなく、目標に準拠した評価（絶対評価）でつけるように変わっている。相対評価は、集団の中

での相対的な位置を規準として成績を出す方法である。この相対評価では、各生徒について、クラスの中で上から何番目かということしかわからず、評価の結果を指導の改善に活かしようがなかった。そこで、教育目標の達成度で評価する目標に準拠した評価が採用された。生徒一人ひとりについて、何はできていて何はできていないという学力の実態が把握できるので、その情報を指導の改善に活用できるからである。

2　パフォーマンス評価の考え方

（1）パフォーマンス評価の起源

　次に、学習評価の一つであるパフォーマンス評価はどのような考え方に基づいているかを説明する。パフォーマンス評価と後述するポートフォリオ法はいずれも、「真正の評価」論の代表的な評価方法である（田中、2022）。「真正の評価」論は、アメリカで1980年代末に誕生した。当時のアメリカでは、学校の説明責任を果たしやすくするために、多肢選択型テストなどのテストが多く用いられていた。これに対して、学習が知識の暗記に偏重して理解が犠牲になっているとか、生徒が自分で解決法を考えず、受け身の学習者になっているといった批判が出された。そこで「真正の評価」論は、評価における「質」と「参加」の保障を主張した。

　「質」とは、大人が仕事場や市民生活や私生活の場で直面しているような現実的な文脈の課題に、知識などを活用して取り組めるかを評価するということである。従来のテストでは、「もしテストできないのであれば、それは教える価値がないものだ」とされていた。一方、「真正の評価」論では、「もし学ぶ価値があるものであれば、それは評価する価値のあるものだ」と強調される。

　このことは、看護・助産でいうと、実習の記録が書けるか、教科書で学んだ通りに動けるかではなく、患者の状況や気持ちに応じて知識や技術を統合して看護師・助産師として実践できるかを評価することだといえる。評価しやすいように記録で評価し、記録ができていない学生はベッドサイドに行かせないといった考えではなく、実践能力を育みたいなら実践能力自体を評価すべきという考えである。

　「参加」とは、教育者だけではなく、評価に利害関係がある人すべてに評価に参加する権利があるとした視点である。従来は、評価される側の学習者は、評価する人である教育者の評価を受け取り、それに従って自らの学習を調整しなければいけなかった。しかしながら、「真正の評価」論では、学習者の自己評価や相互評価の重要性が述べられている。教育者も、成績をつけるのみならず、評価方法の選択やルーブリックの作成などの自ら考える場面に参加する。「真正の評価」における評価は、誰かに決めつけられるものではなくて、関係者みなが意見を出し合って作っていくものなのである。学習者は、多様な人の様々な観点からの評価を受け取り、

それに基づいて自己の学習をいかに改善するかを自律的に選択していく。

この「参加」の観点は、看護・助産師教育において、①育みたい学生像に基づいて教員自身が評価の方法・基準を決めること、②学生に自己評価や相互評価に参画させること、③学生の自己評価と教育者による評価をすり合わせるリフレクションをすることが、主体的な学習者の育成につながることを示唆している。

また、ポートフォリオ評価法についても解説しておく（西岡、2016）。ポートフォリオは、学習者の作品や、自己評価の記録、教育者の指導と評価の記録などを、ファイルや箱などに系統的に蓄積したものである。ここでの作品には、完成作品だけでなく、メモや下書きなど学習の経緯を示すものも含められる。近年普及し始めている「eポートフォリオ」を使えば、映像や画像を保存することもできる。

ポートフォリオ評価法とは、ポートフォリオづくりを通して、学習者が自らの学習のあり方について自己評価することを促すとともに、教育者も学習者の学習活動と自らの教育活動を評価するアプローチである。

（2）パフォーマンス評価を位置づけるカリキュラム設計論──「逆向き設計」論

この「真正な評価」は、どのような目標に対応させて用いたらいいのか。「真正な評価」論者であるアメリカのウィギンズ（Wiggins, G.）とマクタイ（McTighe, J.）が構想したカリキュラム設計論が、「逆向き設計」論である。パフォーマンス評価などの様々な評価方法をカリキュラムの中に明確に位置づけることで、目標と評価と指導が一貫できるように提唱された考え方である（奥村・西岡編著、2020）。

この考え方は次の3要素からなる。第一に、a）各単元や実習を通して学生にどうなってほしいかというゴールを定める。そのゴールは、「本質的な問い」と「永続的理解」で示す。本質的な問いは、単元・実習の本質を学生が探究することを促す問いである。永続的理解は、本質的な問いの答えである。単元や実習が終わっても学生に残ってほしい単元や実習の本質ともいえる。単元・実習で身につけてほしいものをリストアップし、それを知のレベルで区分けする（「知の構造」）。その単元・実習だけで用いる「事実的知識」や「個別的スキル」もあれば、他の単元・実習でも使える総合的な「原理や一般化」もあるだろう。この「原理や一般化」の知が、本質的な問いや永続的理解と対応する。たとえば基礎看護学実習なら、「生命力の消耗を最小にするようすべてを整える看護とは」を本質的な問いとし、「相手の安全・安楽な生活環境を整えることで、患者自身がもつ自然治癒力を高め健康の回復を促進することである」を永続的理解とした実践がある（糸賀他、2017）。

第二に、b）単元・実習を通してめざす姿に学生が到達できたかどうかを確かめるために評価方法を考える。事実的知識や個別的スキルの評価には筆記試験や技術テストが適しているが、「原理や一般化」の評価には後述するパフォーマンス課題が適している。そして、その到達度を捉える評価基準として、ルーブリックを作成

する。評価したいものに応じて複数の評価方法を組み合わせ、本質的な問いや永続的理解に迫れたかを総合的に評価できるようにする。

第三に、c）めざす姿に到達できるように、どんな学習活動をするかを決める。

この3要素は、abcの順番で考える必要は必ずしもない。単元や実習が始まるまえの段階で、abcが一貫していればそれでよい。

この考え方が「逆向き」といわれるのは、次の2つの理由による。1つ目に、めざす学生の姿からさかのぼって単元・実習を設計しているためである。教員が教育内容を「網羅」（どの知識もくまなくとりあげる）する指導ベースから、学生が単元・実習の本質を「理解」（知識の関係性や重要度を看破し、知識の意味をとらえる）する学習ベースへの転換を図っているともいえる。2つ目の理由は、通常は後から考えがちな評価方法を事前に考えるからである。ゴールに向かう学習活動をしていても、評価方法がたんに知識を問うものなら、学生は暗記が大事だと思ってしまう。そこで、評価方法をゴールと一貫させることを重視しているのである。

3　パフォーマンス評価の意義と実践上の留意点

（1）パフォーマンス評価とは

パフォーマンス評価には、図1.1のように、様々な方法がある。図の左上の客観テスト式の問題を除く、灰色で囲まれたところがすべて、パフォーマンス評価の方法である。パフォーマンス評価とは、様々な評価方法の総称なのである。それらは、講義・演習や実習の最初または途中で行う診断的評価あるいは形成的評価としての小さなものと、講義・演習や実習のまとめとして終盤に行う総括的評価としての大きなものに分かれる。

前者は、看護・助産計画の根拠を発問して説明させたり、技術を実践できるか観察したりするものである。この診断的評価や形成的評価としてのパフォーマンス評価は基本的に、習得状況をとらえて指導や学習の改善に活かすためのものである。

後者は、学んだことを統合して個別の患者にケアできるかを評価するものである。成績をつける評価ともなる。その典型的なものが、パフォーマンス課題を出し、成果をルーブリックで評価することである。

パフォーマンス課題とは、様々な知識や技術を総合して使いこなすことを求める課題のことである。先述した看護の5つの実践能力の全部か一部を統合して行動できるかをとらえるような課題ともいえる。レポートや看護計画といった作品を作らせる課題や、患者への説明や看護の実施といった実演をさせる課題などがある。

たとえば、成人看護学の演習では、患者の状況を理解した上で、必要な援助の方法とその根拠を説明し、実際に援助を実施するというパフォーマンス課題が出された（石川、2014）。「ヒューマンケアの基本的な能力」（対象の理解・説明責任）と「根

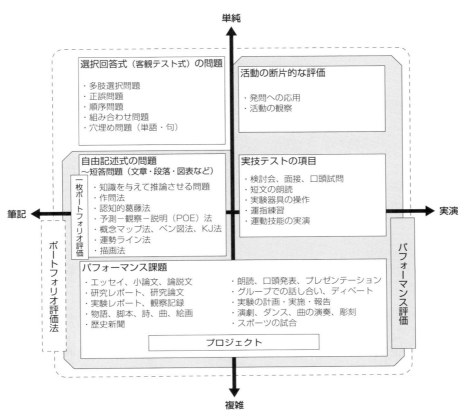

図1.1　様々なパフォーマンス評価
出典：西岡（2016）p.83.

拠に基づき、看護を計画的に実践する能力」を統合して実践する力を問うている。

　さらに、OSCE（客観的臨床能力試験（objective structured clinical examination））もパフォーマンス課題の１つである。OSCEとは、看護・助産の場や状況を判断し、対象に適した方法を実践する試験である。学生は試験前に状況設定と課題を読み、模擬患者あるいはモデル人形を対象に実施する。実施後、学生は教員とリフレクションを行う（池西・石束、2015）（OSCEについては第Ⅲ部２－３参照）。

　このようなパフォーマンス課題の導入には、次の３つのメリットがある。１つ目は、実践能力を総合的に評価できることである。２つ目は、課題に取り組む学習を通じて、実践能力の向上を図れることである。３つ目は、単元や実習の開始時に学生に課題を示すと、学びの見通しを持つことができ、学習意欲が上がることである。

　こうしたパフォーマンス課題は、チェックリストを用いて、できる・できないで評価できない。個別の知識や技術の量が大事なのではなく、状況に応じて必要な知識や技術を選択し、統合して実践する能力全体の質が問われているからである。

　そのため、パフォーマンス課題の出来栄えを評価するために、ルーブリックとい

表1.1　ルーブリックの例1：看護の統合Ⅰ　寝衣交換

レベル 観点	4	3	2	1
安全	輸液管理・輸液の抜去・感染予防・転倒転落に常に留意し、寝衣交換できる。	輸液管理・感染予防はできているが、その他ができていない。	感染予防はできているが、その他ができない。	安全に配慮せず寝衣交換のみを行う。
安楽	快適な環境を整え、苦痛のない肢位で手早く寝衣交換できる。	環境を整えていないが、苦痛のない肢位で手早く寝衣交換できる。	環境に配慮しておらず、時間もかかるが、苦痛のない肢位で寝衣交換できる。	環境に配慮せず、肢位・方法を患者にたずねず、個別性を考えずに寝衣交換を行う。
配慮	プライバシー保持・傾聴的態度・目的・方法・コミュニケーション・症状に配慮し、患者のニーズに合わせて寝衣交換できる。	症状に配慮していないが、プライバシー保持・傾聴的態度・目的・方法・コミュニケーションに配慮し、患者のニーズに合わせて寝衣交換できる。	プライバシーへの配慮・声かけはしているが、患者のニーズを把握せず、一方的な声かけとなっている。	プライバシーに配慮せず、声かけ・コミュニケーションもないまま寝衣交換のみを行う。
観察判断	患者の病態と個別性を収集し、その情報に基づいて、寝衣交換を実施するかどうかとその方法を考えている。	病態を踏まえた情報収集をしているが、結果を判断に活用していない。	病態や個別性を踏まえず根拠のない情報収集をしている。	患者の情報把握のための情報収集ができない。

出典：2018年8月20日の鈴鹿医療科学大学看護学部FD研修にて大津廣子、中村美起、森山小統子、服部桃子が作成したルーブリックを、筆者が一部修正。

う評価基準表が用いられる。ルーブリックは、パフォーマンスの成功の度合いを示すいくつかのレベルと、それぞれのレベルにあてはまるパフォーマンスの特徴（記述語）から構成される。ルーブリックに各レベルの典型的な作品例を添付しておくと、他の教員・指導者や学生との共有がしやすくなる。

　なお、評価基準とは、評価の観点といった評価における価値軸を意味する評価規準について、どこまでのレベルを求めるのかという指標である。

　ルーブリックには、表1.1のような観点別ルーブリックと、観点に分けないルーブリックがある。表1.1は、各観点で重要な要素とその重みづけがわかりやすい。安全面では感染予防、安楽面では苦痛のない肢位、配慮面ではプライバシーへの配慮が絶対欠かせない、などである。

　観点を分ける場合、多くても6観点までがよい。それよりも多いと、評価を指導や学習の改善に活かす余裕がなくなる。観点が多すぎる場合は、ルーブリックで評価する観点と、チェックリストで評価する観点に分けられないか検討する。

　その際は、各観点でどのような力を育みたいかという目標に応じて、ルーブリッ

表1.2　ルーブリックの例2：看護の統合Ⅰ　与薬

観点＼レベル	A	B	C	D	チェックポイント
安全・安楽の配慮	注射法の原理原則に基づいた上で、患者の状況（麻痺）を考慮した姿勢・手技を選択し、患者の反応を見ながら実施できる。かつ、選択した姿勢・手技を説明できる。	注射法の原理原則に基づいた上で、患者の状況（麻痺）を考慮した姿勢・手技を選択し実施でき、説明できるが、反応を十分に見ることはできない。	注射法の原理原則に基づいた上で、患者の状況（麻痺）を考慮した姿勢・手技を選択して実施できるが、説明できない（反応も見られない）。	注射法の原理原則に基づいているが患者の状況を考慮できていない。	・患者の状況に合わせた与薬法（基本的な与薬の手技はチェックリストを用いる）

出典：2018年8月20日の鈴鹿医療科学大学看護学部FD研修にて鈴木隆弘、永田佳子、井上佳代、田中久美子、松本あさみ、林暁子が作成したルーブリックを、筆者が一部修正。「情報収集とアセスメント」と「状況に応じたコミュニケーション」の観点は省略。

クかチェックリストのどちらが適当かを考える。一般的に、個別の知識や技術を測りたいならチェックリストがふさわしい。他方、状況に即して知識や技術を統合して行動する実践能力をとらえたいなら、ルーブリックが合っているだろう。

　また、個別の知識・技術と実践能力の両方を評価したい場合は、知識などはチェックリスト、実践能力はルーブリックと、チェックリストとルーブリックを併用するのがよい。表1.2では、患者の状況や反応を考慮しながら注射を行い、その方法を患者に説明する実践能力はルーブリックで評価しているが、基本的な与薬の手技はチェックリストで確認している。このようにルーブリックとチェックリストを組み合わせることで、本質的な実践能力に焦点を絞ったルーブリックを作成できる。

（2）ルーブリックの作成のポイント

　では、このようなルーブリックをどのように作成すればよいのだろうか。ルーブリックには、表1.1や表1.2のように特定の単元や実習での成長をとらえる「特定課題ルーブリック」と、表1.3のように3年間など長期間を通した成長をとらえる「長期的ルーブリック」がある。特定課題ルーブリックは、その単元や実習での学生の姿を想像しながら各レベルの境目を想定しやすく、はじめてでも作りやすい。ただし、他の単元や実習の評価にそのままの形では使えない。

　他方、長期的ルーブリックは、看護・助産師教育全体を通してどんな力を育てたいのかを、教員と指導者全員で共有でき、カリキュラムの羅針盤になる。長期的ルーブリックと各単元や実習の目標とを比べてみると、抜けている目標が見つかるかもしれない。最終的に育みたい力の育成に向けて、各単元や実習の目標を再検討

表1.3　3年間の長期的ルーブリックの例：あじさい看護福祉専門学校（現・中部国際医療学院）

Ⅰ．含めることが必要な項目	①看護師としての品格、使命感や責任感、誠実さ、廉潔さに関する事項	②チームで連携して質の高い看護を行う事項			③専門職者としての社会性と対人関係能力に関する事項
Ⅱ．求められる力量	A．看護師としての適性　倫理的看護実践	C．看護に関する知識・スキルと問題解決能力（必要な看護の実践と評価）	G．クリティカル・リフレクション（批判的省察）と課題探究力、自己学習力	H．看護を創造する力	F．患者理解と患者一看護師の支援関係（有効な関係の構築）
6．合格レベル（優）もしくは特に優れたレベル	□看護師としての責任を自覚して自分自身を管理し、常に「患者の幸せの上に注ぐ目」をもって患者の願いと権利を守りつつ、どのような状況にある患者、家族であっても倫理綱領を遵守して誠実に看護を遂行し、患者、家族、医療スタッフから信頼を得られる行動ができ、看護師として成長し続けることができる。	□卒業認定と国家試験受験資格に必要な単位をすべて修得しており、かつ教科内容と看護の実践的知識を幅広く、深く理解し、患者と臨床状況が求める個別的な看護を的確に実践できる。＊的確さとは、健康の回復・増進を目指した安全性、安楽さ、安寧な看護実践である。□状況の中で的確に自分の役割と看護の優先順位を捉え、チームの一員として、有効的に時間を管理しながら、チームで連携、協働して看護の質を改善できるような貢献ができる。	□自身の看護師としての能力向上と看護の質の向上に向けて、患者一看護師一保健医療チームとの関係における体験を顕在化させて、現実的で発展的な課題解決ができ、臨床で必要な知識と理論的思考を伸ばし続けることができる。	□標準看護計画やクリニカルパスから逸脱した状況にある患者の健康上・看護上のニーズに応じた個別的な看護ができる。	□チームで連携・協働して患者・家族が自らの希望に気づき、自律的に健康に向かうことを支援するための身体的・精神的・文化的・霊的な支援ができる。

出典：糸賀（2017）p.134より一部抜粋。レベル1〜5は省略。

する機会となり、より一貫したカリキュラムになるだろう。このようなメリットがある一方、長期的ルーブリックは、はじめてだと作るのが難しいのと、抽象的な内容になるので、各単元・実習の評価には使えない。

　ルーブリックづくりに最初に取り組む際は、まず特定課題ルーブリックをいくつか作り、1年生のものと2年生のものなど複数の特定課題ルーブリックを比較すると、長期的ルーブリックのイメージがつかみやすいだろう。

　特定課題ルーブリック作成の際に難しいのは、観点とレベルの分け方である。

　まず観点について、単元や実習の目標がたくさんある場合は、実践能力の観点か

ら目標間の重要度の違いを検討し、重点目標をルーブリックの観点にする。重要度が低い目標はチェックリストで評価する。

　レベルの数は、最初は３つか４つほどに設定するのがよい。学生の実践能力が比較的均質であるか、かなり多様であるかによって、ふさわしいレベルの数は変わる。

　レベル分けの際は、下記の２点に留意する（糸賀他、2017）。第一に、臨床で求められる、患者目線での看護の質を評価基準にする。患者のニーズに即して看護した学生が低い評価、ニーズを無視して教科書的に手順どおり看護した学生が高い評価、とならないようにする。患者の状況に照らして、知を総動員して判断し、実践し、振り返れているかの度合いがレベルの違いとして表れるようにする。

　第二に、レベル１と４を先に書き、レベル２と３はその中間として、レベル間の変化の程度が等しくなるようにする。レベル１について、上のレベルに行くためのヒントを示すのもいいだろう。ルーブリックを学習改善に役立てることにつながる。

（３）ルーブリックのメリットと限界

　ルーブリックを使うことには、次の２つのメリットがある。１つ目は、教員と指導者など複数人で一緒にルーブリックを作ることで、育みたい学生像というゴールを共有できるとともに、評価者間の評価基準のずれを修正できることである。何を観点として選ぶか話し合う中で、各単元や実習で大事な要素は何かが、人によって違うことが見えてくる。そこをすり合わせることで、評価の観点について共通理解できる。また、レベル分けに関しても、人によって、学生に期待するレベルの高さが違う。学生の現状と求める看護・助産の姿をともに考えることで、どこまでのレベルを求めるのかについても共通認識できる。これにより、評価のぶれが少なくなるだけではなく、同じ方向に向かった一貫した指導に結びつく。

　たとえば、本書の編著者である京都第二赤十字看護専門学校の小田初美先生に伺ったところ、ルーブリックを取り入れることで、看護の知識や記録に書けることだけを重視するのではなく、看護の総合的な能力全体を学生に育むことが大事と考えるように、教員の教育観が変化したそうである。看護の本質的な能力をルーブリックとして明示化し、そこに向けた指導を行うからである。また、看護教育で押さえるべき本質が見えたことで、その本質のうち学生が何をできて何ができないかが判断でき、評価のぶれが少なくなったようである（第Ⅲ部１－１参照）。

　２つ目のメリットは、学習開始時や学習中にルーブリックを学生と共有することで、学生が自己評価して学習を自ら改善していくことができ、実践能力が高まることである。何をめざしたらいいかがルーブリックに可視化されていて明確なので、学生は自身の到達度や今後の課題を認識しやすく、主体的に成長していける。

　表１. ３で取り上げたあじさい看護福祉専門学校（現・中部国際医療学院）の糸賀

暢子先生に伺ったところ、ルーブリックを導入する以前は、学生が教員に「答え」や保障を求めていたそうである。用いていたチェックリストは目標の羅列であるため、学生はどの目標が本質なのか、目標についてどのレベルまでできたらいいのかわからなかった。そのため自己評価できず、教員に依存していたのである。そこでルーブリックを取り入れたところ、学生が自律的学習者へと変わっていったようである（第Ⅲ部1−2参照）。

　一方、ルーブリックには、次の2つの限界がある。1つ目は、ルーブリックに書かれていないことに教員・指導者や学生の目がいきにくく、学生の成長をルーブリックの枠内にとどめてしまうリスクがあることである。「ルーブリックのいちばん上の段階を満たしたら、それ以上の努力は不要」「ルーブリックに示されていないことをしても評価されないから、患者のためになるかもしれないけどしない」という発想をまねいてしまっては本末転倒である。

　これを防ぐためには、実践能力は基本的にルーブリックで評価するけれども、それ以外の想定外のよい姿もプラス評価すると学生に伝えておくとよい。

　2つ目の難しい点は、ルーブリックをはじめて取り入れる際には時間がかかるということである。各自の看護・助産観や学生観のすり合わせが必要になるからである。看護・助産師教育の本質に関する話し合いであり、話し合いの過程自体に価値があるが、忙しい教員や指導者がそれだけの時間を割けるかは課題である。

　まずは1年の中で1つの実習で、各科目の中で1つの単元でルーブリックを取り入れてみて、無理のない範囲で少しずつ取り組むのがよいだろう。指導のエネルギーが残るよう、日々無意識に行っていた、ルーブリックも何も使わない、発問や観察などの小さなパフォーマンス評価を意識的に行うだけでも、大きな一歩になる。

4　リフレクションの意義と実践上の留意点

（1）リフレクションの意義

　続いて、事例編やストーリー編でよく出てくるリフレクション（省察）の意義と実践上の留意点を述べる。リフレクションとは、実習などで起きた出来事をもとに振り返り、出来事の意味や、自分がとった行動の背後にある自分の考え方、別の行動の可能性などを考える学び方のことである（第Ⅲ部2−2参照）。

　読者の中には、リフレクションというまどろっこしいことをしなくても、学生に必要な知識や技術を実習指導者がその都度教えたら十分なのではと思う方がいるかもしれない。しかしながら、学生が自身の経験について省察し、「なぜこの行動をしたのか」振り返ることではじめて、「こういう考え方が当たり前と思っていた」と気づき、「その考えは患者のためになるのか？他の考え方もありえるのでは？」と学びの必要性が生まれるのである。

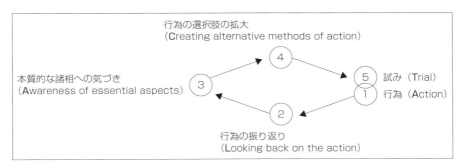

図1.2　ALACT モデル
出典：Korthagen（Ed.）（2001）をもとに筆者作成。

　ここまで読んで気づかれたかもしれないが、リフレクションは、構成主義に基づいている。構成主義は、環境との相互作用の中で、自分の価値観や信条や知識のネットワークの中に位置づくことで知識は獲得されるのだという理論である。

　ここでは、オランダのコルトハーヘン（Korthagen, F. A.）が提唱した教師教育におけるリフレクションのサイクルを援用し、リフレクションの留意点を説明する。

（2）リフレクションのALACTモデル

　コルトハーヘンは、以下の5つのステップからなる、リフレクションのALACTモデルを提唱した（Korthagen (Ed.), 2001）。図1.2のように、各ステップの頭文字をとって、ALACT モデルと呼ばれている。

　1：行為。学生が妊産婦をケアなど。

　2：行為の振り返り。学生が何を行ったり何を考えたりしたか。妊産婦が何を行ったり何を考えたりしたか。

　3：本質的な諸相への気づき。振り返って見えてきた出来事を意味づけたり理論と照らし合わせたりして、そこで生じている問題をより大きな視点からとらえる。

　4：行為の選択肢の拡大。3までをもとにして、学生がとった行為とは別のどんな選択肢がありえたか、様々な可能性を考える。

　5：試み。4の選択肢の一つを実際に行ってみる。新たなサイクルの1になる。

（3）リフレクションの留意点

　続いて、上記のステップの留意点を述べる（Korthagen (Ed.), 2001；渡辺、2019）。1の「行為」の留意点としては、複雑すぎない学習場面を設定する。学びが起こるためには、安心できる雰囲気が重要だからである。また、指導されつつも、できる限りリアリスティックな経験ができる場である必要もある。ヴィゴツキー（Vygotsky, L. S.）の発達の最近接領域の理論に基づけば、発達にはある程度の挑戦が不可欠だからである。発達の最近接領域とは、学生が一人で成し遂げられること

（現在の発達水準）と、指導者との共同で成し遂げられること（潜在的発達水準）との間の隔たりである。ヴィゴツキーは、学習者が自分一人の力では解決できなくても援助があれば到達できるレベルに水準を合わせて働きかけることが重要であると主張した（窪田、2018）。したがって、リフレクションの対象とする行為としては、学生が学校・大学で学習したことを活用すれば実行できる課題で、かつ指導者の支援を得ることで成し遂げられるレベルの行為が適当である。

　2の「行為の振り返り」では、次の3点が重要である。1つ目は、よかった点や改善したほうがよい点といった、指導者の評価や助言から始めないことである。それらの観点から振り返りをすると、指導者の思考の枠組みに沿った判定や助言しか出てこず、学生自身の気づきを促せないからである。

　2つ目は、各自が経験したことや感じたこと、疑問を気軽に出し合うことである。「私は～～と感じました」と“私”を主語にするIコミュニケーションにより、指導者や学生が自分自身気づいていなかった、自己の行為を支えている価値観や信条が浮き出てくるからである。

　3つ目は、「うまくいかなかった」「わからなかった」などのマイナスの側面だけではなく、「手ごたえがあった」「わくわくした」などのポジティブな側面も取り上げることである。学生の意味のある行為がどうやって生じたのかについて話し合う楽しさは、学生がまた実践してみようと意欲を高めることにつながる。

　3の「本質的な諸相への気づき」では、指導者は2のステップの内容をふまえ、何が問題になっているかを整理させる問いかけを行う。「患者にどのようなニードがあると思ったか」「ケアは患者にとって必然的なものだったか」「自分が患者だったらこのケアをされてうれしいか」などである。その上で、学生と指導者の互いの解釈をすり合わせることで、自分の行為や考え方の課題を学生に考えさせる。

　このフィードバックの際、否定的な言葉ばかりにならないように留意する。看護・助産師教員の方向けの研修をすると、学生には否定的なコメントをすることが多く、ほめることはあまりないとよく聞く。フィードバックは、学生を伸ばそうと思ってのことである。だが、マイナスポイントばかり指摘されては、学生は自信をなくしてがんばれなくなる。まずはルーブリックに照らして、できたこと、前より伸びたところに気づかせて自信をもたせる。その上で課題について考えさせることで、学生は前に進める。

　4の「行為の選択肢の拡大」では、3のステップで出てきた問題を解決するための選択肢を学生自身に見つけさせる。学生がすぐに解決策を思いつかない場合は、指導者がいくつか選択肢を出し、具体的で現実的で効果のある選択肢を学習者が選べるように援助する。「～～と～～が考えられるけど、あなたが明日できるのはどれ？それは患者にとってどんな効果がある？」といったように、である。

おわりに

　本章では、学習評価の基礎用語を解説した上で、パフォーマンス評価の考え方や意義、実践上の留意点を述べてきた。本章の内容はいわば理想論なので、はじめてパフォーマンス評価に取り組む学校・大学が一気に全部とり入れようと無理する必要はない。まずは、各学校・大学でどんな学生を育てたいのかを教員・指導者同士で話し合い、そのために何からできるかという現実的な具体策を考えてほしい。

　その際、本書の事例編（パフォーマンス評価の実践事例）やストーリー編（パフォーマンス評価の導入過程）が参考になるだろう。学校・大学の学生の状況や育みたい学生像によって、パフォーマンス評価をどこから導入したか、どんなパフォーマンス評価をとりいれたかが異なることがわかる。それをふまえて、自校で始めたいポイントを決めたら、その研修に本書の活動編（ワークシート）が使えるだろう。

　パフォーマンス評価は自校で育みたい学生像に対応して行うものなので、他校の真似をしたらいいというものではない。たとえばルーブリックについても、他校のルーブリックをそのまま使うことはできない。本書で紹介されている他校のものを参考にしつつ、自校の育てたい学生像に照らしてまず自分たちでルーブリックを作る。一度作ったルーブリックで学生を評価すると、「この観点は要求が高すぎた」「予想していなかったよいケアをする学生がいた」などの気づきがでてくるだろう。それをもとに修正すれば、自校にぴったりのルーブリックになる。パフォーマンス評価は、教員と指導者と学生がゴールを共有してそれに向けて自ら作るものであり、その結果として、実践能力を高めるものへと指導と学習が変わっていくのである。

　＊本章は、細尾（2021）で執筆した内容を一部抜粋し大幅に改稿したものである。掲載を認めていただいた出版社の医学書院に心より感謝申し上げる。

（細尾萌子）

ＭＥＭＯ

わかったこと、気づいたこと、疑問

第Ⅱ部　事例編

1　看護教育におけるパフォーマンス評価の実践事例

はじめに

　本章では、臨地実習を中心に、京都第二赤十字看護専門学校（以下、本校）における
パフォーマンス評価の実践事例を紹介する。教育目標と連動した長期的ルーブリックと各領域別（特定課題）ルーブリックの関連性が理解できるよう、各領域別の観点や指導の体験談などを交えて述べる（長期的ルーブリックと特定課題ルーブリックについては第Ⅰ部を参照）。

　なお、本校の特徴やパフォーマンス評価の導入過程については第Ⅲ部1－1を参照されたい。

1－1　KYO2-Rainbow（特徴的な教育方法）と長期的ルーブリック

　本校は学生が主体的に学ぶことを重視した教育方法（KYO2-Rainbow）を実践している。KYO2-Rainbowは、マインドマップ、リフレクション、ポートフォリオ、ルーブリックを用いた学習を日々の教育活動の中で様々に組み合わせて活用するもので、各学習方法についての説明や例をガイドブックにして学生とともに共有し、機会をとらえて学びを深化させている。

　本校の長期的ルーブリックは、KYO2-Rainbowを実践して本校のディプロマ・ポリシーに到達するために、教員と学生とが共有する羅針盤的な指標となっている。長期的ルーブリックを通して、学生が卒業時の自身の姿に加えて、新人看護師教育の実践者ラダー制度への移行も意識し、キャリアビジョンをイメージしやすいようにしている。

　このルーブリックでは、本校で育もうとしている看護師の必要な能力を7つの観点（規準）を設定した（表2.1.1）。

　長期的ルーブリックは、入学時のオリエンテーションで「KYO2-Rainbow」のガイドブックに掲載し配布している。学生は、長期的ルーブリックを用いて中間評価、年度末評価を行い、担任との個別定期面談の際、自身の強みとしてどの観点での力が発揮できているか、うまく力が出ていない観点はどれかなどを確認し合っている。

　また、学校生活での体験を意味づけする際に、長期的ルーブリックの観点を使ってクラス全体で話し合う等様々な活用をしている。この長期的ルーブリックは、実

表2.1.1　長期的ルーブリックの一部抜粋（キーワードとレベル、観点7項目のうち4、7は省略）

	観点1	観点2	観点3	観点5	観点6
規準	赤十字プライド（コアアイデンティティ）	対人対応力（ヒューマンスキル）	協働する力	省察的思考力	看護実践力
キーワード	赤十字基本原則の理解	他者への関心	倫理観	オープンマインド	安全に留意しながら実践ができる
	赤十字活動の理解・伝える力	豊かな感性	規律性・勤勉性と協調性	自己を客観視する（自己理解）	状況判断しながら、思考と行動が連動している
	生命の尊厳や人権を守る行動	共感性	社会への関心をもった思考と行動	自己コントロールと安定性	看護技術力
	人道の実践と倫理的行動	人を多側面から理解する	リーダーシップとメンバーシップ	事象の全体像を捉える力	受け持つ対象の個別性に応じた看護実践
	道徳的行動（思いやり、責任感、正直、誠実さ、礼儀）	多様な年代や立場の人とかかわる	チームの一員としての行動	論理的思考	健康の保持増進、疾病の予防の看護
	赤十字へのエンゲージメント（愛着心）	その場にふさわしい表情や態度で人と接する	多職種との連携力（柔軟性・状況判断力・発信力）	他者理解と共感性	看護過程・臨床判断
			（一部省略）		
5 ディプロマポリシー	様々な場面で意思決定する際に「人間の苦痛を予防・軽減し、人間の尊厳を守る」という視点を意識して物事にあたる。	多様な年代や立場の人々とかかわり、相互関係を通して尊重しあう関係性を育み、信頼を得ている。接する人々に安らぎを感じてもらえるようなかかわりをしている。	看護師としての意志、意見を持ち、社会が求める看護職の役割を発信することができる。人々と連携、協働して柔軟に対応し自己の責務を果たしている。	体験をリフレクションする習慣をもち、論理的思考で物事をとらえ、看護実践に活かし、より良い看護実践を探求し続けている。	刻々と変化する状況を判断し、その場に応じた看護が的確に実践できる。対象の健康の保持、増進に努め、よりよい生活を送れるような看護を探求し続けている。
4	平時、災害時における赤十字の看護師の役割を理解し、将来赤十字活動に従事する意欲が持てる。赤十字のミッションを言語化することができる。	自己、他者を多面的に理解し、互いを尊重する中で、援助的人間関係の形成ができる。看護師としてのふるまいに気をつけ、場面に応じた行動をとり、周囲に受け入れられる。	社会が求める看護職の役割を理解し、多職種と連携し、自己の責務を果たそうとしている。	体験を深く振り返り、自己や状況を客観的に理解することで、自己の方向性を見出し、より良い看護実践につなげようとしている。	あらゆる発達段階、健康レベル、生活の場をもつ対象について幅広く理解し、アセスメント力を発揮し、根拠のある看護実践を探求している。
1 アドミッションポリシー	赤十字の理念、活動に興味、関心を持っている。	周囲の人とコミュニケーションを通して理解し合うことができ、関係を築ける。	人とのチームワークを大切にし、高め合い、支え合える経験がある。	経験したことを振り返り、良かったことや悪かったことなどを自分なりに考えている。	看護に関心を持っている。

習や講義などの特定課題ルーブリックと違い、日頃の体験をどのように意味づける
かの自由度が高い。すなわち個々の学生のペースで、日々の経験が看護師になるた
めのどのような能力（観点）につながるのかを、省察的に思考することを助けてい
る。学生を育む教育の機会は、日々の学校生活での複合的な要因でおこる出来事や、
個々の学生の体験など多岐にわたる。また学生は学びのスピードや関心、思考の深
まりがそれぞれ違っている。学生と教員が同じ目標に向かって、学び合う者同士と
して必要なタイミングで対話を深めていくことが、指導と評価の一体化につながり、
学生の自己評価力の向上に資すると考えている。

1－2　本校の特定課題（各領域別・学科等）ルーブリックについて

　本校の特定課題ルーブリックは、各単元や技術試験、看護学実習の各領域別の
ルーブリックがある。長期的ルーブリックの観点と他のルーブリックの観点は連動
するように意図している。各領域別実習のルーブリックの構成は、共通の観点と看
護学専門領域の特性を表わした観点で構成している。共通の観点は「省察的思考
力」「自己教育力」「看護観」で、長期的ルーブリックの観点７つのうちの３つとも
共通している。評価基準は、実習の中で学生が成長のプロセスを実感し、目標を意
識するために、４段階とし、すべての観点がレベル２以上であることが合格ライン
とした。

　そして、私たちが作成したルーブリックには、本体に加えてルーブリックの解釈
を助けるための補完的なシート（チェックリスト）がある。このチェックリストは、
学力の重要な要素（知識・技能・思考力・判断力・表現力・学習意欲）を身につけるた
めの具体的な指標を示している。

　本校の実習指導のすすめかたで、どの領域においても共通している点は、指導と
評価の一体化を意識していることである。そのためにリフレクションとポートフォ
リオの学習、ルーブリックの活用を組み合わせて、主体的な学びがすすむようにし
ている。毎日行われるカンファレンスでは、リフレクションが促進され、看護の体
験を意味づけできることも多い。また、実習期間の中間と最終でルーブリックを用
いて、学生と指導者・教員の三者で評価会を行い、対話を通して目標に到達すると
いった学び合う関係を目指している。

　次に領域別担当の教員から、地域・在宅看護論／基礎／成人／母性／老年／精神
／小児看護学の順に実践事例を紹介する。この順序は、入学後最初に行う実習、学
科目とのつながり、実習場所が複数ある実習、ルーブリックの改訂をした領域、伸
び悩んでいる学生指導の事例、実習指導者との連携の視点、教員としてのパフォー
マンス評価の体験談等の視点に基づき、本校での実践の様子を多面的に理解してい
ただけるようにと考えた。

表2.1.2　1年次と3年次の実習の概略

	生活者看護論実習	在宅看護論実習
対象	通院・入院する患者と家族　（5日間）	地域で療養する人々と家族（10日間）
実習のねらい	医療を必要とする人々が地域にくらす生活者であることが理解でき、健康障害が対象の日常生活に及ぼす影響を理解し、看護の役割を学ぶ。	地域全体のケアシステムの中で多職種と連携しながら、地域で療養する人々とその家族の意思を尊重し、療養生活を支え・整えられる力をつける。
実習場所	外来部門実習（外来玄関・待合、専門外来、入退院支援センター、お薬サポートセンター、外来化学療法センター、レントゲン撮影室、生理検査室）病棟実習	訪問看護ステーション実習（4日間）デイサービスセンター実習（2日間）地域包括支援センター実習（2日間）入退院支援課・支援室実習（1日間）学内実習（1日間）

1－3　実習の各領域別ルーブリックとパフォーマンス評価の実際

（1）地域・在宅看護論

①地域・在宅看護論実習の構成とねらい

　本校では、1年次の生活者看護論実習の中核は「地域でくらす全ての人々が看護の対象であることを知る」から、3年次の在宅看護論実習では「地域全体のケアシステムの中で多職種と連携しながら、地域で療養する人々とその家族の意思を尊重し、療養生活を支え・整えられる力をつける」に発展させている（表2.1.2）。

②生活者看護論実習と在宅看護論実習のルーブリックとチェックリスト

　観点は、1年次は「対象者を生活者としてとらえる力」「対象者を取り巻く環境をとらえる力」とし、生活の変化や人々をとりまく環境の変化を事実として知り、どのような職種が連携して支えているかを知る能力を育成する。この能力をもとにして、3年次の観点は「生活の質の維持・向上への援助」「継続看護」「社会資源の活用と多職種との連携」とし、健康障害が生活に及ぼす影響をとらえ、看護の視点をもち多職種と連携し看護の役割を果たす能力を目指す（表2.1.3）（表2.1.4）。

③生活者看護論実習でのルーブリック活用の実際

　外来化学療法センター実習では、看護師が患者の症状の変化や、症状からくる生活の困りごと・心配なことなどを丁寧に聞き取っていることの見学を通して、健康障害が日常生活に及ぼす影響や、対象者の生活の様子、役割・思い・価値観について考えることができた（観点1）。また、不安な様子で話し始めた対象が看護師と話していると表情が和らいでいく様子を捉え、対象の様子や状況に合わせたコミュニケーションをとりながら支援していることに気づくことができた（観点2）。

　外来化学療法センター実習で内服を継続しながらくらしている様子について理解

表2.1.3　生活者看護論実習ルーブリックとチェックリスト（一部抜粋）

観点 / レベル	1. 対象者を生活者としてとらえる力	2. 対象者を取り巻く環境をとらえる力	3. 省察的思考力	4. 自己教育力	5. 看護について表現する力
3	対象者が地域でくらす生活者であることがとらえられており、健康障害による生活の変化について考えられている。	対象者を取り巻く環境の変化がとらえられている。多職種の連携によって対象者を支えられていることが考えられている。	日々の学びを振り返り、より良い学びに繋げようとしている。看護者としてふさわしい振る舞いをしようと考えて行動している。	実習目標を達成するために、日々目標を意識して実習に取り組んでいる。	体験したことを意味付けし、看護師の役割について自分の考えが持てている。
2	対象者の入院中の生活の様子は分かっているが、地域でくらす生活者の視点で、対象者の生活の変化について考えられていない。	対象者の環境についてとらえている。多職種が関わっていることが分かっている。	日々の感想が述べられている。その場に合わせて行動している。	目標は明確ではないが、その場で学ぼうとしている。	看護について見学内容が述べられている。
チェックリスト	□1-1)対象者の様子から、様々な年齢層・健康レベル・生活状況の人々が看護の対象であることが考えられている。	□2-1)対象者が病をもつことで、その人を取り巻く環境が変化することが考えられている。	□3-1)その場面の状況や自己の考えが具体的に表現されている。	□4-1)日々の学びを翌日の目標に繋げて実習に臨んでいる。	□5-1)看護活動の実際について述べられている。
	□1-2)健康障害が日常生活に及ぼす影響について考えようとしている。	□2-2)対象者の環境を安全・安心・安楽の視点で考えられている。	□3-2)対象者（患者・援助者の両方）に関心をもって実習している。	□4-2)カンファレンスに積極的に参加し、自己の考えを述べたり、他者の意見を聞いている。	□5-2)様々な場面を通して、看護師の役割について考えようとしている。
	□1-3)対象者の生活の様子、思い・ニード・価値観などを理解しようとしている。	□2-3)病院は対象者の医療を支えるために、様々な部門や多職種が役割を果たしていることが考えられている。	□3-3)なぜ、そのような看護（行為）になったのか、疑問を持ち考えようとする姿勢がある。	□4-3)より良い学びのために、報告・連絡・相談が出来ている。	□5-3)体験したことや他者の意見や知識をもとに、看護とは何かを考えようとしている。
	□1-4)対象者の生活は、入院前・入院中・退院後と繋がっていることが考えられている。	□2-4)対象の様子や状況に合わせてコミュニケーションをとりながら支援していることに気づける。	□3-4)他者の意見を共感性をもって聞くことが出来ている。	□4-4)日々の学びを既習の知識と繋げようとしている。	□5-4)自己が考えた看護の役割について、他者に分かるように表現しようとしている。
	□1-5)対象者の生活の様子から、地域での生活について考えようとしている。		□3-5)その場に適した表情や振る舞いについて考えて行動している。	□4-5)疑問について自ら調べている。	
			□3-6)リーダーシップ・メンバーシップを意識して行動している。		

表2.1.4　在宅看護論実習ルーブリックとチェックリスト（一部抜粋）

観点／レベル	1. 生活の質の維持・向上への援助	2. 継続看護	3. 社会資源の活用と多職種との連携	4. 省察的思考力	5. 自己教育力	6. 看護観
4	生活背景を踏まえて健康障害が生活に及ぼす影響を捉えており、対象の望みとその姿に近づくための看護について、具体的に考え表現されている。	対象の目標を具体的に理解し、それぞれの立場の看護職が連携を図りながら、必要な看護を途切れなく実践する視点が表現されている。	対象が望む生活のために必要な社会資源や多職種との連携、看護の役割について表現されている。	見学や関わりの場面を客観的な視点も含めて省察し、より良い看護実践を考えたり、看護の意味づけができ、看護の方向性を明確にしようとしている。	対象のQOLの向上や自己決定を支援する関わりについて、より良い看護実践に向けて必要な知識を深め、根拠を持って考えようとしている。自己のビジョン・ゴールを意識して、自己の課題の解決に向けての行動を示している。学ぶ姿勢を持ち実習課題に取り組み新たな知識を得ようとしている。	在宅実習全体を通して、自分が大切にしたい看護は何かを考え、様々な意見を取り入れながら自己の看護観を深めようとしている。看護計画やカンファレンスなど色々な場面で、自己の看護観を表現している。自己決定を支えるかかわりや尊厳を守る看護について、自己の考えを表現しようとしている。
3	対象の望みとその姿に近づくための看護について、生活背景を踏まえて考えられているが表現が漠然としている。	看護職がそれぞれの立場で連携を図っていることは理解しているが、対象の目標の理解が浅く、看護師の役割について考えようとしているが、表現が抽象的である。	対象が望む生活のために必要な社会資源や看護の役割を考えている。	客観的な省察は少ないが、アドバイスや他者の視点で省察の視点を広げている。見学や関わりの場面を振り返り、より良い看護を考えようとしている。	対象のQOLの向上や自己決定を支援する関わりについて、根拠を持って考えようとしている。自己のビジョン・ゴールを意識して、自己の課題の解決に向けての行動を示そうとしている。学ぶ姿勢を持ち実習課題に取り組んでいる。	在宅実習全体を通して、自分が大切にしたい看護は何かを考え、意見を取り入れながら自己の看護観を考え、看護計画やカンファレンスなどの場面で、自己の看護観を表現している。自己決定を支えるかかわりや尊厳を守る看護について考えようとしている。
チェックリスト	□1-1）健康障害が生活におよぼす影響について捉えている。	□2-1）健康障害の理解ができ、看護師が訪問する（関わる）必要性を考えている。	□3-1）対象が利用している社会資源が分かる。	□4-1）他者の援助の見学であっても、自分自身を見つめ振り返ろうとする姿勢を持っている。	□5-1）自己のビジョン・ゴールや本実習の中核を理解して、必要となる知識や技術を判断し、学習している。	□6-1）日々の体験から、在宅看護について考えようとする姿勢がある。
	□1-2）対象がどのような一日を過ごしているのか考えられている。	□2-2）対象の療養生活における時間的な継続の視点がある。	□3-2）対象がサービスを受けるに至った経緯が分かる。	□4-2）看護師の言動や実施されていることから、看護の目的や対象にとっての意味を考えている。	□5-2）日々の看護実践（見学や関わりを通して）に必要な知識を得るために積極的に学習している。	□6-2）在宅看護に対する自分の考えを、他者が分かるように表現している。（RJ、カンファレンス、レポートなど）
	□1-3）生活行為や社会交流の視点がある。	□2-3）対象の療養場所の移動や健康状態の変化に関わらず、一貫した看護が提供されるという看護の質的な継続性の視点がある。	□3-3）利用しているサービスの組み合わせから、目的を捉えている。	□4-3）対象の言動から、対象の希望や価値観、その人らしさなどを考えている。	□5-3）学習の証が自分なりにまとめられている。	□6-3）今後の実習や看護師になった時に、在宅実習での学びをどのように活かしていくか、具体的に考えている。
	□1-4）リスクを予防するための援助の視点を考えている。	□2-4）看護を評価・修正しながら援助を実施する視点がある。	□3-4）サービスを利用することの対象へのメリットとデメリットを考えようとしている。	□4-4）振り返る場面について、主観的・客観的視点で気付いたことを表現している。	□5-4）在宅看護に対する問いや課題意識を持ちながら取り組んでいる。	□6-4）自己決定を促す関わりについて、具体的に自分の言葉で述べている。
	□1-5）対象が看護師に何を求めているかを考えられている。	□2-5）看護の視点で、どのような情報を発信する必要があるのか、どのような情報を受ける必要があるのかを、具体的に考えている。	□3-5）多職種と各施設の役割が分かる。	□4-5）必要な知識を得てリフレクションしている。	□5-5）在宅看護に対する新たな知識を得ている。	□6-5）対象の価値観やその人らしさ、尊厳を守る看護について、具体的に自分の言葉で述べている。
	□1-6）セルフケアを促す援助の視点を考えている。	□2-6）対象や場が異なっても、看護師の役割を考えている。	□3-6）多職種間、多施設間での情報交換の目的・必要性を考えている。	□4-6）振り返りからの看護の方向性を考えている。	□5-6）自己の課題解決に向けて取り組む行動が示されている。	□6-6）多様な人（看護理論を含む）の看護観に触れ、自己の看護観を深めようとしている。
	□1-7）対象に合わせた援助の工夫を考えている。	□2-7）対象の希望や価値観をどのようにして支えるのか、具体的に考えている。	□3-7）多職種間の連携の中で看護師が果たす役割を考えている。		□5-7）自己のビジョン・ゴールや実習の課題を理解し、それに伴い必要となる知識や技術が適切に判断でき、計画的に学習している。	
	□1-8）看護師のコミュニケーション上の工夫を捉えている。		□3-8）社会資源を利用する上での経済的負担や生活への影響を、具体的に考えている。		□5-8）看護技術習得用ファイルなどを活用して、スキルアップを目指し、積極的に練習したり、経験（実施・見学）する機会を得ようとしている。	
	□1-9）情報収集の方法とアセスメントについて考えている。		□3-9）対象が望む生活を送るために必要な社会資源を考えている。			

することができたが、お薬サポートセンター実習を通して、薬の認識や管理方法は一人ひとり状況が異なっていることを知ることができた（観点１）。そのため、安全な治療の継続には対象に合わせた説明の仕方や、主治医・病棟などとの連携が欠かせないことを理解することができた。

　生活者看護論実習の各実習場所を通して、対象は地域でくらす生活者であること、対象を取り巻く環境の変化に合わせて多職種・多部門が連携して対象を支えていることを学ぶことができた。

　生活者看護論実習は、１人の学生が病棟２日間半・外来部門５か所で行う。目まぐるしく変化していく医療の現場で緊張する中、見ること、聞くことがはじめてで、現実に圧倒され、見学したことの意味づけを即時に行うのは難しい。そこで、外来部門では１か所１時間程度の見学時間とし、見学後１時間程度思考の整理のためにグループメンバーと教員が集合し、ルーブリックとチェックリストを活用しながら意味づけや疑問の解決を行っている。それによって、次の実習場に移動した際に、その学びを生かして学ぶことができた。また最終日午後に全員で集合し、ルーブリックの観点１・２・５の視点で、地域でくらす生活者・対象を取り巻く環境・看護について、さらに概念化していくためのワークを行っている。その際に、学生のグループメンバーを再編し、異なるメンバーで体験を共有し、学んだ内容がさらに多様になるように工夫している。

（2）基礎看護学
①基礎看護学実習の構成とねらい

　基礎看護学実習は、１年次後期、２年次前期の実習で構成している。１年次は、看護の基本姿勢である関心を寄せることを通して看護の基礎を学ぶことを中核とし、２年次は、対象者と援助的な関係性を築きながら全体像を捉え、対象者のめざす姿に向かう看護の思考、実践能力を学ぶことを中核としている。

　基礎看護学実習のルーブリックは、学科目のルーブリックの評価規準と関連させ、対象者のニーズに沿った看護を考えて実践する姿を示している。ここでは、はじめて一人の対象者を受け持ち、看護を実践する臨床看護論実習Ⅰ（１年次後期）のルーブリック（表2.1.5）を紹介する。

②学生と教員の対話におけるルーブリックの活用

　実習での体験をもとに、実習中間に学生と教員が対話した場面を紹介する。

　学生：最初に担当した①さんは寡黙な人で会話が続かず、コミュニケーションが難しかったので、ニードを捉えることが難しかったです。それではだめだと思い、２人目に担当した②さんには、「知りたい」という思いをもってかかわりました。いろいろ話を聞くことができたので、ニードを捉えられたと思います。

表2.1.5　臨床看護論実習Ⅰルーブリック

観点＼レベル	1. 省察的思考力	2. 対象者のニードを捉える力	3. 安全安楽に配慮した看護実践力	4. 自己教育力	5. 看護観
4	気がかりな場面に立ち止まり、客観的・多角的な視点で振り返っている。対象者や自己への気づきを深めながら実践を繰り返し、自己の意識や行動の変容につなげている。	対象者に関心をよせ、対象者と援助的な関係性を築こうと関わっている。関わりの中で捉えたメッセージを諸側面から関連させ、対象者の苦痛やニードの理解につなげている。	対象者の苦痛やニードに応じて看護を実践している。援助の際には、原理原則に基づき、安全に実施するとともに、援助目標を意識し患者の反応に応じて安楽に関わっている。	自己の傾向や課題を理解し、発展的に学習し（講義で習ってないことにも興味関心を持つ）、看護技術の向上やより良い関わりに向けて日々自己研鑽している。	実習での経験を通して、何が看護で、何が看護でないのかを考えている。看護をするうえで大切にしたいことについて、経験をふまえて具体的に自分の言葉で表している。
3	客観的、多角的な視点に不足があるが、気がかりな場面に立ち止まり振り返っている。対象者や自己への気づきを、自己の意識や行動の変容につなげている。	対象者に関心をよせ、対象者と援助的な関係性を築こうと関わっている。関わりの中で捉えたメッセージを部分的に関連させ、対象者の苦痛やニードの理解につなげている。	対象者の苦痛やニードに応じて看護を実践している。援助の際には、原理原則に基づき、安全性を確認している。患者の反応に十分に応じられていない部分があるが、援助目標を意識しながら関わっている。	自己の課題を理解し、既習の知識を活用しながら、看護技術の向上や、より良い関わりに向けて自己研鑽している。	実習での経験を通して、何が看護で、何が看護でないのかを考えている。看護をするうえで大切にしたいことについて、経験をふまえて、自分の言葉で表している。
2	気がかりな場面が曖昧であり、自己の意識や行動の変容の根拠が不十分である。	対象者に関心を持ち関わっているが、援助的な関係性の構築にはつながっていない。メッセージの交換が十分でなく、対象者のニードの理解が不十分である。	日々の関わりから、対象者の苦痛やニードについての理解が不十分であり、計画した援助を実施することで精一杯である。	自ら課題を見出すことが出来ず、与えられた課題について学習し、自己の看護技術やより良い関わりを目指している。	日々の看護場面を振り返る中で、看護について考えているが、方法論的なものにとどまっている。
1	日々の振り返りが感想レベルの内容に留まっている。振り返ったことが自己の意識や行動の変容につながっていない。	対象者に関心が持てず、メッセージを受けとろうとしない。	対象者に対して、必要な援助が考えられず、安全・安楽に援助できていない。	現状に疑問を持たず、看護技術の向上やより良い関わりに対する関心が乏しい。	看護とは何かについて自己の考えが持てない。

教員：知りたいと思ってかかわったのですね。実際に②さんと、どのような話やかかわりをしたのですか？

学生：足の痛みによって、自宅での生活に影響がある（立ち仕事が多い）ことや、仕事にも影響があることなどを知りました。②さんは、「急に高齢者のようになっ

たようで辛い」と話されていて、痛みの影響が心理面にも影響していると感じました。実際に移動や入浴の場面を見ていると、患側をかばいながら歩いておられて、数メートルの移動でも疲労が強そうでした。

　教員：②さんの発言から、実際にはどうされているのか、観察したのですね。そのときの様子や患者さんの発言をふまえてどのようなニードがあると考えましたか？

　学生：②さんは痛みの状況や薬のことをよく理解されていて、転倒しないよう自分自身でも注意して移動されていました。痛みが軽減して、自分のことはできるだけ自分でしたいと思っておられると思います。

　教員：そうですね。今の話を聞いていると、実際に言葉だけでなく普段の生活の様子やそのときの表情なども含めてニードを汲み取っているように思います。最初に担当した患者①さんも同じように、言葉は少なくてもニードを理解できる部分はあったのではないでしょうか。①さんとはどのような思いでかかわっていましたか。

　学生：一言で会話が終わってしまい、会話を続けようと必死でした。困っていることはないか見つけるために訪室していたように思います。

　教員：会話の中で知る情報はたくさんありますが、その方の性格や病気によって会話が難しい人もいます。その場面での一言や、病室での様子、疾患に伴う症状など様々な情報を関連させ、その方の抱えるニードは何かを理解する姿勢が大切になりますね。

　この対話のはじまりは、評価規準2「ニードを捉える力」についてであった。学生が対象者を「知りたい」と思ってかかわった実際を確認していく中で、学生の思考や実践が明確になった。学生の「いろいろ話を聞くことができたので、ニードを捉えられた」という発言のみを捉えると視野の狭さを感じるが、言語に限らず客観的な情報をふまえて対象者のニードを理解しようとしていることが伺えた。同時に学生は自己の感情や傾向性についての気づきも深まっていた。

　基礎看護学実習では、はじめて受け持ち患者の看護を経験する。どのように患者や看護師とコミュニケーションを図ればよいのか、どのような看護を実践していけばよいのか悩み、上手くできないことも多い。「省察的思考力」を観点の1番目に掲げているのは、看護を実践する者として、上手くできなかったことや気がかりな場面に誠実に向き合い、そこを出発点として実践をリフレクションし、対象理解や自己の個性・強み・課題の理解も深め、よりよい看護実践につなげていくという看護の思考や実践能力を身につけてほしいと願っているからである。

　また、基礎看護学実習時の学生は、記述での表現力が十分ではない場合もあり、活用の実際に示したように、教員や指導者は対話を重視して学生の思考を引き出し

ている。そして看護に対する興味関心を高め、今後の学習へつなげることも意識していくことが重要であると考えている。

（3）成人看護学

①成人看護学実習の構成とねらい

本校の実習は、成人看護学実習Ⅰ（2年次）、Ⅱ・Ⅲ（3年次）の3つで構成している。成人看護学実習Ⅰは対象者のセルフケア能力をアセスメントし、それに応じた看護実践ができる成人看護の基礎的な実践能力を培うことをねらいとしている。成人看護学実習Ⅱは、慢性的な経過をたどる疾患を抱える患者の看護として、対象者の強みや経験を生かしながら、病とともによりよく生きることを支援する看護実践について学ぶ。成人看護学実習Ⅲは、健康危機状況にある対象者の状態をアセスメントし、生命の危機的状況からの回復に向けた看護について学ぶ。

②成人看護学実習Ⅲ（3年次）の概要とルーブリック

実習病院は三次救急として、重症度・緊急度の高い患者を受け入れている。まずクリティカルケア実習1として、初療室、ICU、救急病棟、手術室で1日ずつ（4日間）の見学実習を行い、健康危機状況にある患者の看護の実際を学ぶ。その後クリティカルケア実習2では複数の病棟に分かれ、受け持ち患者の周手術期看護、または救急看護の実践を行う（8日間）。本実習は、様々な実習場所となっているが、一つのルーブリックで学びを評価する。

ルーブリックは6つの観点からなり、1）患者が受けた侵襲をアセスメントできる力、2）健康危機状況にある患者のセルフケアを支え、回復を促す力、3）チーム医療の重要性を理解し、チームの一員として参加できる力の3つと、他領域と共通の観点として、4）省察的思考力、5）自己教育力、6）看護観となっている（表2.1.6）。

③成人看護学実習Ⅲでのルーブリックの活用の実際

クリティカルケア実習1では、初療室、ICU、救急病棟、手術室それぞれの見学実習の最後に、臨地の指導者も参加してカンファレンスを行い、学生の学びや気づきがルーブリックのどの観点につながるのか、話し合いの中で理解できることを意識している。

1つのルーブリックで評価することで、成人看護学実習Ⅲとして何を学ぶのか一貫性を持つことができ、学生も様々な実習場所での学びを継続させることができている。

学生、実習指導者、教員の三者による最終評価会は、クリティカルケア実習2の終了時に行う。その際、クリティカルケア実習1とクリティカルケア実習2を合わ

表2.1.6　成人看護学実習Ⅲルーブリックとチェックリスト（一部抜粋）

観点＼レベル	1. 患者が受けた侵襲をアセスメントできる力	2. 健康危機状況にある患者のセルフケアを支え、回復を促す力	3. チーム医療の重要性を理解し、チームの一員として参加できる力	4. 省察的思考力	5. 自己教育力	6. 看護観
4	いま起こっている状況の要因が何かを捉え、患者に及ぼす影響について考えられている。	健康危機状況にある患者のセルフケアを支え、苦痛の緩和・異常の早期発見・合併症の予防を行い、回復を促す援助を実施しようとしている。	チーム医療の重要性を理解し、報告・連絡・相談を行いながらチームの一員として看護実践を行っている。	関わりの場面を客観的なデータも含めて省察し、より良い看護実践に活かそうとしている。関わりを通して自分自身を振り返り、対象の理解を深めながら、次の援助に活かしている。	対象に合わせたより良い看護実践に向けて、意欲的に必要な知識を深め、根拠を持って援助に活かしている。自己のビジョン・ゴールを意識して、日々の実習目標や援助の目標を立案し、自己の課題の解決に向けての行動を示している。	自分が看護で大切にしたいことについて、日々の看護実践の中で示している。体験からの実感を伴う考えを基に、自己の看護観を表現している。様々な意見を取り入れながら自己の看護観を深めようとしている。

<table>
<tr><td rowspan="10" style="writing-mode:vertical-rl">チェックリスト：項目達成の確認指標</td></tr>
</table>

観点	1.	2.	3.	4.	5.	6.
	□1-1）患者の病態生理を理解している。	□2-1）患者を四側面からとらえ、看護目標に活かしている。	□3-1）他職種との連携の実際をとらえようとし、それぞれの役割と、看護との関係性について考えている。	□4-1）リフレクティブサイクルに基づいてRJを記載している。	□5-1）日々の看護実践に必要な知識を得るために積極的に学習している。	□6-1）日々の体験から、健康危機状況にある患者の看護について考えようとする姿勢がある。
	□1-2）患者に起こっている状況の要因を捉えようとしている。	□2-2）患者の尊厳を保つ関わりをしている。	□3-2）自分が知り得た情報を看護師と共有し、看護に活かそうとしている。	□4-2）実践したことについて、自ら看護師にフィードバックを求めている。	□5-2）学習の証が自分なりにまとめられている。	□6-2）看護の場で自分が大切にしたいことが明確になっている。
	□1-3）患者に起こり得ることを予測してバイタルサイン等を測定している。	□2-3）家族や重要他者への影響を考えている。	□3-3）患者の状態や時間を意識して報告・連絡・相談を的確に行えている。緊急を要することは、適切な人に行っている。	□4-3）他者からのアドバイスや意見を積極的に得て、自分自身を見つめながら、どのような影響を与えたのか関わりの振り返りに活かしている。	□5-3）得た知識を実習目標や援助の目標に活かしている。	□6-3）自分が大切だと思うことを、その理由と共に看護計画や援助の実施時に表現している。
	□1-4）バイタルサイン等の正常と異常を判断しようとしている。	□2-4）苦痛をアセスメントし、緩和する援助を考えている。	□3-4）看護計画について、看護師等と相談しながらスケジュール調整している。	□4-4）振り返る場面について、主観的・客観的視点で気付いたことを表現している。	□5-4）知識を活用して、対象の全体像を理解している。	□6-4）自己の看護に対する考えを、RJやカンファレンスなどで述べている。
	□1-5）バイタルサイン等から患者に起こっていることを看護師の助言などからアセスメントしている。	□2-5）患者に起こり得る合併症について考え、予防を行う援助を実施している。	□3-5）報告・連絡・相談しながら、看護師と共に援助を実施している。	□4-5）何故そのような行動になったのか、事実をありのままに表現し、その時の状況や感情を具体的に分析しながら自分を見つめて振り返ろうとしている。	□5-5）得た知識を看護実践に活かしている。	□6-5）何故そうしたのか、何を大切にしたかったのかが述べられている。（RJ、口頭）
	□1-6）アセスメントした内容から患者に起こり得ることを予測しようとしている。	□2-6）治療との関わりを考えながら、患者のセルフケア能力をアセスメントし、援助を行っている。	□3-6）自分の行動が、チームメンバーや患者にどのような影響を与えているかを考えられている。	□4-6）自らの気付きをカンファレンスなどで他者に伝え、さらに広い視点で省察を深めようとしている。	□5-6）より良いケアを探究するために学ぼうとする姿勢を持ち、看護師や教員等と協働している。	□6-6）日々の援助の中に、自分が大切にしたい看護が示されている。
	□1-7）ストレス・コーピング理論や危機理論などを用いて患者の精神的側面をアセスメントしながら、寄り添おうとしている。	□2-7）退院後の生活を考え、援助を行っている。		□4-7）リフレクションする際には、必要な知識を得て活用している。	□5-7）目指す看護師像を明らかにして、自己の課題に気付いている。	□6-7）多様な人の（看護理論を含む）看護観に触れ、自己の看護観を深めようとしている。
		□2-8）安全、安楽に援助を行っている。		□4-8）振り返りから次への看護の方向性が具体的に示されており、自己の関わりやコミュニケーションなど行動に変化が現れている。	□5-8）自己の課題解決に向けて取り組む行動が示されている。	□6-8）対象の価値観やその人らしさ、尊厳を守る看護について、具体的に自分の言葉で述べられている。
		□2-9）患者の精神的状況をアセスメントし、支えることができる。		□4-9）振り返りから気付いたことを次の看護援助に活かし、日々の看護援助が対象にあったものに近づいている。	□5-9）自己のビジョン・ゴールや実習の課題を理解し、それに伴い必要となる知識や技術が適切に判断でき、計画的に学習している。	
					□5-10）看護技術ファイルなどを活用して、スキルアップを目指し積極的に練習したり、経験（実施・見学）する機会を得ようとしている。	

せた評価としており、成人看護学実習Ⅲの評価を総合的に行っている。

　実習最終日には学内実習でワークを行い、健康危機状況で急激な変化をきたしている対象をアセスメントし、チームの一員として対象のセルフケアを支え、回復を促すための看護と、様々な場で見学、実践してきた看護の意味づけを行う。

　成人看護学実習Ⅲのルーブリックの到達レベルの現状は、約7割の学生が4レベルに到達できている。まれに不合格となる場合として、他領域の実習でも観点4：省察的思考力、5：自己教育力に課題を持った学生が、日々変化する患者をタイムリーにアセスメントできず、到達レベルが1となったことがある。実習前に学生のレディネスや課題を理解した上で成長を願って実習指導を行っているが、学生の能力を適正に評価する責任もあり、結果的に不合格となる場合もある。指導と評価の一体化の観点から考えて、学生・教員それぞれが現状と今後の課題を受けとめて、次に向かうことが必要だと考えている。

（4）母性看護学

①母性看護学実習の目標と指導観

　母性看護学実習の目標はマタニティサイクルにある母子とその家族を統合的に理解し、母子の健康の保持・増進、日常生活におけるセルフケア能力を高めるための看護について学ぶ。さらに、地域で新しい家族を迎える時期の人々を対象に、妊娠から子育て期の「切れ目のない支援・連携」を学び、地域に暮らす子育て世代の支援について学ぶ、としている。とくに、「切れ目のない支援・連携」に向けては、地域にくらす母児とその家族と触れ合い、妊娠期から子育て期をくらす母児とその家族のよりよい生活に適応していく過程を支援し、地域・社会との連携を学ばせたい。また、生命を尊重し、女性が一生を健やかに過ごしていけるよう母性看護を学べるように指導したい。

②「切れ目のない支援・連携」の母性看護学実習のルーブリックへの改訂

　本校の実習病院は急性期病院のため、分娩件数の減少やハイリスク妊産褥婦が多いことなどから、対象となる母児は減少傾向にあり、学内実習を行っている現状もある。そのため、地域の助産師会や助産院に実習場所を拡大し、病棟実習は5日間とした。新たに地域母性看護の視点も加えて、2022年度にルーブリックとチェックリストの改訂を行った。

　新ルーブリックの実際（ビフォー・アフター）と改訂のポイントについて、以下に述べる。

　〈Point 1〉母子が暮らす多様な場で、妊娠期から子育て期の支援・連携を学び、看護の役割を考えることができるよう「観点3」を新たに設置した。

　〈Point 2〉「観点2」の表現を変更した。これは、対象理解のもと母子相互作用

の中で「ウェルネスの視点」で看護を学べるよう、追記した。

　〈Point 3〉臨地実習共通の「観点4・5・6」は、実習の体験を通して省察し自己教育力を身に付け、母性看護の看護観を育めるよう改訂した。

　以下に改訂前の観点と改訂後の観点および改訂後のチェックリスト（一部抜粋）を示す（表2.1.7）。

③実習方法と学生の反応

　母性看護学の特徴を表している3つの観点について、具体的な実習方法と学び、および看護観について表2.1.8を用いて紹介する。

　今回のルーブリックの改訂により、病院実習／助産師会・助産院実習／学内実習のあらゆる実習の場を通して、学びを統合して母性看護学の実習目標を達成するこ

表2.1.7　母性看護学実習ルーブリックとチェックリスト　（一部抜粋）

改訂前の観点		1．マタニティサイクルにある対象の理解	2．セルフケア能力を高める援助		3．省察的思考力	4．自己教育力	5．看護観
改訂後の観点とルーブリックの4レベル	観点 / レベル	1．マタニティサイクルにある対象の理解	2．ウェルネスの視点でセルフケア能力を高める看護	3．新しい生活への適応を支援する看護	4．省察的思考力	5．自己教育力	6．看護観
	4	妊娠期から分娩・産褥期を通して、対象の身体的、精神的な変化とその経過を統合的に捉えている。それぞれの時期に望まれる支援や看護について理解している。	対象の希望や強みを尊重し、母子の相互関係や作用を捉え、対象に合った母子の健康の保持・増進に向けてセルフケアを高めるよう関わっている。	「親になる過程」を支え、地域社会で生活する母子とその家族を理解し、「切れ目のない支援・連携」の中で包括的に支援するための看護の役割を明らかにしている。	関わりを通して対象の理解を深めていき、次の関わりに活かしている。対象の経過や状況に応じて、よりよい看護につなげようとしている。	自己の傾向や課題を理解し、対象に合わせたより良い看護に向けて、意欲的に必要な知識を深め、根拠を持って関わりに活かしている。自己のビジョン・ゴールを意識して、日々の実習目標や援助の目標を立案し、自己の課題の解決に向けて主体的に取り組んでいる。	自分が看護で大切にしたいことについて、日々の看護実践の中で示している。生命誕生・命の尊さ・セルフケア能力を高める看護などの体験から実感を伴う考えを基に、自己の看護観を表現している。様々な意見を取り入れながら自己の看護観を深めている。
改訂後のチェックリスト	観点	1．マタニティサイクルにある対象の理解	2．ウェルネスの視点でセルフケア能力を高める看護	3．新しい生活への適応を支援する看護	4．省察的思考力	5．自己教育力	6．看護観
	目標達成の確認指標	□1-1）妊娠期から分娩・産褥期の連続した身体機能の変化をとらえている。	□2-1）妊娠・分娩期から産褥期への影響を捉え、全身の回復（活動と休息、栄養など）を促すための生活行動について、必要な関わりをしている。	□3-1）地域に暮らす母子と家族のもつ不安や悩みを明らかにし、生活に及ぼす影響を理解している。（メンタルヘルス）	□4-1）リフレクティブサイクルに基づいてRJを記載している。	□5-1）日々の関わりや看護に必要な知識を得るために主体的に学習している。	□6-1）生命の誕生・命の尊さから母性看護について考えている。
		□1-2）妊娠期から分娩・産褥期の心理をとらえている。（バースレビュー、母親役割獲得、母子相互作用、愛着行動・マタニティブルーズ）	□2-2）子宮復古を促すためのセルフケア行動に向けて、必要な関わりをしている。	□3-2）子育ての環境や育児技術の実際を知り、対象に応じた支援を考えている。	□4-2）関わりを振り返り、看護師や他者からのアドバイスや意見を積極的に得ようとしている。	□5-2）その人らしい生活をイメージして、家族を含めた必要な生活や環境のニーズを考えている。	□6-2）母性看護で大切にしたい関わりや看護について学べている。

表2.1.8　母性看護学実習の実習方法と学生の反応

観点	1. マタニティサイクルにある対象の理解	2. ウェルネスの視点でセルフケア能力を高める看護	3. 新しい生活への適応を支援する看護	学生の反応
1. 病院実習	①病棟実習（産褥期・分娩期・新生児期の看護）学生1人もしくはペアで産褥期にある母児1組を受け持ち、また、分娩第Ⅰ～Ⅳ期の看護を学ぶ。切迫早産の看護を学ぶ。②外来実習（妊娠期の看護）妊娠期の対象の妊婦健康診査を見学し、週数に応じた検査・看護について学ぶ。			<臨地実習での学生の反応> ・新生児に触れるのも怖かったが、実習で新生児にケアを提供することができた。ウェルネスの視点で対象を捉えるアセスメントする力がついた。 ・妊娠期からの生理的な変化の中で正常な過程をどう捉えているかアセスメントし、対象を理解する力がついた。 ・帝王切開術を受ける対象の様々な状況にある対象を理解する力がついた。 ・退院後の母児がどのような状態になっているのか、何に困っているのかなど生の声を知ることができた。 ・地域でどのような視点で支援して関わっているのかを間近で学ぶことができた。 ・生命を守る育児ができるよう、対象の強みを活かし、母子の相互関係の中からセルフケアを高める看護を提供し、母子のよりよい生活、人生を支えることが看護師の役割であると学んだ。 ・地域と連携し地域で母児とつなぐことが大切であると学んだ。 ・母児育児ではなく育児全体の生活にこそ育児環境を整える大切さを学んだ。 <看護観> ・生命の尊さに改めて気づけた。 ・ウェルネスの視点から寄り添い看護することで切れ目のない支援・連携をしていくことの大切さ。 ・女性の一生を健やかに過ごすことと、母児の生命を守ることと、新しい命を育てることを安全に安心していける看護。家族として成長・発達する。
2. 地域母性看護学実習	②受け持ち患者の進行性変化についての看護計画を立て、母乳栄養・母児育児について学ぶ	②「切れ目のない支援・連携」として、地域の母子の暮らしの実際から思いを理解し、地域の母性看護における支援・連携について学ぶ 病棟実習の際の看護計画を踏まえて、助産院に来る母親とインタビューを行い、地域で母児と暮らす生活の支援・連携について学び、病棟の看護に活かす学びを反映し、看護計画の修正を行っている。・助産院による母乳育児支援・助産師会による事業をオンラインで学ぶ		
3. 学内実習	①事例を通して妊娠期～分娩期の看護について基礎的な知識をまとめてアセスメントを行い、看護課題を明らかにしていく思考のプロセスをカンファレンスで発表・ディスカッションを行う。・妊娠期各期・分娩各期の看護過程を展開する。②地域の母子の生活や支援環境を学び看護計画に反映する。⑥国家試験の母性看護及び女性生殖器の看護の出題基準・問題と実習での経験を関連させて学習する。	③新生児の習得に向けて バイタルサインの測定・全身観察・沐浴やドライテクニックの技術を毎日実施。④育児日記：新生児に名前を付けnameバンドを付ける。週末に2泊3日で新生児モデル人形を自宅で育児を行う。そこから、自宅で新しい家族を迎え入れ生活に適応していく過程の中で、不安や思いに気づき、親になる過程を実際に体験する。そして、新しい生活への適応を支援する看護について考える。	⑤新しい家族を迎えよう！自宅での生活に向けての退院指導。 育児体験を実施するために、自分が考える新しい生活を迎えるための準備を整え、家族とともに育児を実施する役割を考える。	<学内実習での学生の反応> ⑥・国家試験の勉強にもなった。自己学習する力がついた。 ・マタニティサイクルを通して妊娠期から産褥期まで一連の過程をそれぞれの時期に起こる状況を予測しイメージしながら、関連させて看護を考えた。やりがいがあった。事例をアセスメントしたことやカンファレンスで発表したことでより学びが深まった。病棟実習でも役立ち、実際の看護に活かせた。 ③④・家族で自分の生まれた時のことを振り返ることができてよかった。 ・愛着が湧いて母性を感じた。癒しの存在だと感じた。 ・新しい家族を迎え入れることになって、生活する場所や時間、行動範囲がどんなにも変化するか分かった。自宅の間取りが必要になると考え、赤ちゃん中心の生活となり、お母さんの感じる不安など少しだけ体験でき、いかに家族の協力が必要かを考えた。 ・自分の自宅で育児生活を考えるのでより身近で考えやすかった。例えば、生活する場所や時間、どのような指導が必要かが分かりやすかった。 ・自宅での生活をイメージすることで困りそうなこと、母児の状況や病院に通う違いなど考えることができた。 ・赤ちゃん1人を迎え入れることの大変さがわかった。

とができた。とくに、「観点3」を加えたことで、「観点1〜3」を行き来して、地域につなげる看護の役割について学びを深めることができた。「観点2」のウェルネスの視点を意識して母性看護学の学びから看護師として大切にしていきたい看護観を育むことにつながった。

④ルーブリック改訂で見えてきたこと

2022年度より実習場所を拡大し、ルーブリックを改訂したことで、

a.　地域でくらす母子とその家族の思いやくらしの実際を体験したことで、マタニティサイクルを通して、地域でくらす対象をイメージすることができ、対象の理解を深めることにつながった。

b.　その時期に応じた正常な過程を支えるための看護の大切さを学ぶことができ、つねに母性看護学で大切にしたいウェルネスの視点でセルフケアを高める看護の学びをつなげることができた。

c.　地域でくらす母子とその家族は、新しく子どもを迎え、子どもの成長にあわせて生活は日々変化し続け、新しい生活に適応していくため、親になる過程を様々な場で継続して支援していくこと、妊娠期から子育て期の「切れ目のない支援・連携」としての看護の役割について学ぶことができた。よって、病院と地域をつなげることが看護師として大切な役割であることを学ぶことができた。今後もさらにこのルーブリックを活用し、母性看護に求められる能力を育成していきたい。

（5）老年看護学

①老年看護学実習の構成とねらい

老年看護学実習は、ⅠとⅡの2部で構成されている。Ⅰは2年次後期に、母院である急性期病院で実習を行い、Ⅱは3年次に介護老人保健施設・回復期リハビリ病院で実習を行う。

Ⅰは健康問題に対する治療を受けている高齢者の特徴をふまえて対象を統合的に理解し、健康問題の解決に向けての看護を実施する基礎的な力をつけることをねらいとし、3年次に行われるⅡの基盤となる実習として設定している。

Ⅱは対象を通して保健・医療・福祉の役割や連携の重要性を理解し、地域での看護を意識して実践できる能力を習得することをねらいとしている。

②老年看護学実習ⅠとⅡのルーブリックのつながり

老年看護学実習のルーブリックは、ⅠとⅡのつながりが重要である。その作成にあたっては、まず老年看護学の学習の集大成であるⅡから、老年看護学実習が目指す学生の姿をイメージして作成した（表2.1.9）。

実習施設の管理者、実習指導者、教員で学生の学びが表れているカンファレンス

表2.1.9　老年看護学実習Ⅱルーブリック（一部抜粋）

観点＼レベル	1. 生活機能を維持するリハビリテーション看護	2. 高齢者の尊厳を支える看護	3. 多職種との協働・連携	4. 省察的思考力	5. 自己教育力	6. 看護観
	生活機能・リハビリテーション看護・ナーシングバイオメカニクスに基づく生活支援技術	認知症・コミュニケーション・生活史	老年看護役割機能、チーム	リフレクション	健康管理・生活者・QOL・ナーシングバイオメカニクスに基づく生活支援技術	専門職的価値観・キール（船の竜骨）
4	計画にリハビリテーションの知識を関連させ、残存機能や強みを生かしている。その人の生活機能には、生活史に裏付けられた価値観によって優先される生活行動があることがわかり、援助に活かしている。	コミュニケーションの際に、対象を一人の人としてとらえ、心のかよったかかわりができる。生活史に裏付けられたその人らしさを理解し看護に活かそうとしている。	目標設定や計画をする際に、多職種からの意見を活かしている。チームとしてのケアプランに看護計画がどのような位置づけか理解し、連絡相談をして生活を意識した援助の実施をしている。	かかわりを通して、対象の理解を深めていき、次のかかわりに活かしている。かかわりの場面や対象をとりまくすべての環境から考察し、よりよい看護実践につなげようとしている。	生命を守るための健康管理は対象の生活の一部であることを理解し、その人らしく生きるための看護援助とは何かを探究しようとしている。	体験に基づいた実感を伴う考えをもとに、看護観を表現し、自己の行動につなげている。
2	その人の優先される生活行動を中心に援助が実施できているが、生活機能全体をとらえていない。	コミュニケーションの際に、対象の反応を一部分しかとらえていないため、解釈がずれておりミスコミュニケーションがおこることがある。	援助を実施する際に、多職種との連絡相談をして、生活の流れを意識して行動している。	かかわりを通して、振り返りができている。アドバイスを得ても活用するには至らず、自分なりに工夫しながら実践している。	その人にとってよりよくかかわろうと意欲的であるが、援助しようとすることの根拠が不足している。	体験から出た言葉を用いて、今後の援助の方向性を示す内容を表現できている。

の記録をもとに、学生の学びを解釈するというワークを３日間かけて行い、そこで抽出した言葉から実習全体の学びのマトリックスを１日かけて作成するという方法をとった。

　その完成したⅡのルーブリックに繋がる姿として、１のルーブリックを作成した（表2.1.10）。

　③実習評価がレベル２に届かない可能性があった学生へのルーブリック活用事例
　老年看護学実習Ⅰの中間で合格ラインに届かない可能性があった学生の指導において、指導目標と学習内容をあらためて再考し、既存のルーブリックを元にこの学生用に個別のルーブリックとしてパフォーマンス課題を焦点化し活用した事例を紹介する。

　A学生は、対象者の価値観を大切にした看護を実践したいというゴールを目指し、実習に臨んでいた。「トイレくらいは自分で行きたい」という患者の思いを聞き、排泄セルフケアのニードを捉え、援助を実践しようとしていた。しかし、そこに影響を及ぼす疾患や治療の理解、起こりうるリスクについての視点が広がらず、援助方法だけに捉われていた。患者は、認知症・パーキンソン病をもち、入院中に大腿部を骨折し術後であるという経過から、転倒リスクが非常に高かった。指導者からは、「対象者の疾患や背景について学生に聞いても、理解がまったくできていない」「なぜ転倒のリスクがあるのか（学生は）わかっていないから、危なくて援助をさせるのが怖い」「どんな風に指導したら伝わるのかわからない」という声があがって

表2.1.10　老年看護学実習Ⅰルーブリック（一部抜粋）

観点 / レベル	1. 老年期の健康問題を解決するための援助を実践する力 高齢者理解、老年疾患、治療が及ぼす影響、合併症	2. 高齢者とのコミュニケーション力 老年期基本的特徴、自尊心	3. 入院によるADL低下を予防する力 二次的障害予防	4. 省察的思考力 リフレクション	5. 自己教育力 生活者・QOL	6. 看護観 専門的価値観
4	現病歴だけでなく、複数の慢性疾患と老化が治療に及ぼす影響を理解し、看護を実施している。治療を優先させることでその人のQOLが低下することがないか意識し、治療方針を理解し、今後の生活を考えた援助をしている。	その人がどのような生活をしてきた人であるのか、関心をよせ全体像を理解しようとしている。その場面に応じたコミュニケーションがとれ、看護につながっている。	入院生活により今までの生活動作が制限されることで、ADL低下のリスクがあることを理解し、できるだけ退院後の生活動作に継続できるよう環境を整えている。	かかわりを振り返る際に、客観的な視点をもち、対象の理解を深め、次のかかわりに活かしている。日々よりよい看護をしようと意識している。	出会った高齢者を自分と同じ生活者としてとらえ、その人らしく生きるための看護援助とは何かを探究しようとしている。	体験に基づいた実感を伴う考えをもとに、看護観を表現し、自己の行動につなげている。
2	健康障害・治療の知識と対象の状態を関連させているが、部分的であり、看護援助に活用できていない。必要な生活援助をしているが、個別性があらわれていない。	コミュニケーションをとろうとするが、緊張や困惑することがあるが、あきらめずにかかわろうとしており、意思疎通がはかれている。	対象のADLに応じて援助をしているが、ADL低下予防の視点が不足している。	かかわりを振り返ることができている。主観的な視点に偏っているが、振り返りを活かし、かかわりを工夫しながら実践している。	その人にとって役に立ちたいと意欲的であるが、援助しようとすることの根拠が不足している。	体験から出た言葉を用いて、今後の援助の方向性を示す内容を表現できている。
1	必要な生活援助を実施しているが、健康問題に必要な観察やアセスメント、状態に応じた援助の工夫をしていない。	コミュニケーションをとろうとするが、むずかしさを感じるとあきらめている。推測で相手の言わんとすることをうけとっていることが多い。	援助の際、対象のADLに応じた方法を実施できず、自立している部分まで援助することがある。	振り返ろうとした内容が、自分にとってどうだったかに終始しており、同じようなくりかえしになっている。	課題を解決するために、対応策を考えるが、根拠が不足している。	体験や実感を伴わない言葉を多用し、老年看護を述べている。

いた。学生・指導者それぞれが着目している視点を活かしながら、安全に排泄の援助が実施できることを目指して、個別のルーブリックを作成した（表2．1.11）。

　まず教員が、学生がこの実習で目指しているビジョン・ゴールと、受け持ち患者から学べる学習内容を焦点化したものを記載した。さらに指導者と教員で、学生が着目している"排泄ケア"という視点を中心に、合否ラインである"レベル2"の姿を当面の指導の目標として設定した。次に目標到達のためにどのような学習内容が必要かを、既存のルーブリックの観点別に整理した。それらを表に記し、学生と指導者、教員とが共有し、日々の実践、指導の際の共通ツールとして活用した。

　学生は目標等が焦点化されたことで、看護の方向性に気づき、主体的に取り組むようになっていった。その結果、学生からは「高齢者の特徴や、疾患や治療の影響があることがわかったし、それらを理解して関連して考えないと、その人に合った安全な援助にならないとわかった」という発言が見られた。一方で指導者からは「学生が大切にしていた視点と、自分たちが大切にして欲しい視点のズレがなくなったことで、学生が何を考えて援助しているのかが見えやすくなった」「指導する視点が焦点化できていることで、具体的にアドバイスすることができた」という声があがった。その後、学生は対象者を1人の生活者として捉え、様々な生活の視

表2.1.11　学生A用ルーブリック

学生のビジョン 患者さんがその人らしく生活できることを支える看護		学生のゴール 高齢者の価値観を尊重した看護		受け持ち患者選定からの教材化 パーキンソン病をもちながら、手術を受けリハビリテーションを行っている高齢者（認知症、要介護3、デイサービス、訪問看護利用、パーキンソン病服薬コントロール入院中の大腿骨頸部骨折）への生活援助		
観点 レベル	1．老年期の健康問題を解決するための援助を実践する力	2．高齢者とのコミュニケーション力	3．入院によるADL低下を予防する力	4．省察的思考力	5．自己教育力	6．看護観
	高齢者理解、老年疾患、治療が及ぼす影響、合併症	老年期基本的特徴、自尊心	二次的障害予防	リフレクション	生活者・QOL	専門的価値観
学習内容の焦点化と学びの状況	①氏に起きている健康問題が理解でき、排泄援助に活かせているか	認知症の特徴を理解してコミュニケーションがとれているか	排泄の援助において、①氏に起きやすいリスクとその要因が理解できているか	排泄の援助の中で、日々実践した場面を振り返る	パーキンソン病、大腿骨頸部骨折の病態生理と、日常生活に及ぼす影響について	①氏の排泄に対する思いや価値観を尊重したかかわり
	パーキンソン病、大腿骨頸部骨折術後の症状の理解ができ、観察でき、排泄援助に活かせているか	①氏の排泄へのニーズがとらえられているか	排泄援助における、転倒予防の具体的なプランと実施状況について、またそれが日々の振り返りにあがっているか	指導看護師との対話を通して振り返りを行い、事実と行動化への示唆に応じる	加齢や認知症が日常生活に及ぼす影響	①氏のその人らしい生活を支援する援助
		担当看護師に相談・報告ができ、かかわりにつなげられているか				
合否ライン（レベル2）	健康障害・治療の知識と対象の状態を関連させているが、部分的であり、看護援助に活用できていない。必要な生活援助をしているが、個別性があらわれていない。	コミュニケーションに緊張や困惑することがあるが、あきらめずにかかわろうとしており、意思疎通がはかれている。	対象のADLに応じて援助をしているが、ADL低下予防の視点が不足している。	かかわりを振り返ることができている。主観的な視点に偏っているが、振り返りを活かし、かかわりを工夫しながら実践している。	その人にとって役に立ちたいと意欲的であるが、援助しようとすることの根拠が不足している。	体験から出た言葉を用いて、今後の援助の方向性を示す内容を表現できている。

点で看護を展開でき、レベル3〜4の姿まで成長し実習を終了することができた。

　学生が実習での看護実践がうまく進まないようになると、自信を失い主体性を見失いがちになる。そのようなときこそ、学生がどのような看護をしたいと思っていたのかのビジョン・ゴールに立ち返ること、ゴール達成のために学習課題や指導目標、学習内容を絞り込むこと、それらを学生と指導者、教員の三者で共有し、指導と評価を一体化させることの重要性をあらためて感じた。ルーブリックは、学生個々の実習状況に応じて、自由度をもって活用することができるため、今後も学生の成長につながる活用をめざしていきたい。

（6）精神看護学

①精神看護学実習の構成とねらい

　精神看護学実習では、精神科（単科）病棟で、受け持ち患者とのかかわりから、対象をありのまま受け止め、対象の生きづらさや苦悩を知り、対象が自分らしく生きていこうとする意志や希望を大切にしながら、それらに対する援助や支持的かかわりについて学ぶ。また障害福祉サービス事業所では、精神障害者の地域での生活や自立支援への援助について学ぶ。この実習では、対象者とのかかわりの中で生じ

表2.1.12　精神看護学の概要

1年次　学科2単位	2年次　学科2単位	3年次前期　実習　2単位		
心のセルフケア論	メンタルヘルスケア論	精神科病院	障害福祉サービス事業所	学内
精神障害の理解	精神臨床看護論	5日間	2日間	2日間

る学生自身の考えや感情に気づき、自己理解を深めるとともに対象との関係性の深化や精神看護を行う上での役割などについても学ぶ（表2.1.12）。

②実習指導者との連携を生んだルーブリック作成の過程

　臨地実習ルーブリックの作成にあたり、精神科エキスパートの指導者と教員の間で学生に求める力や日頃の実習で大切にしていることを考え学生の望ましい姿を共有しながら作成した。本実習で大切にしているキーワード「生活のしづらさ」「対象の強み、希望」「治療的コミュニケーション」「傾聴」「リフレクション」「セルフケア」「安心」「自己理解」等を出して観点別に整理した。精神看護学を担当する教員は、精神科での看護経験がないため、指導者からの具体的な意見が、ルーブリックの評価観点の表現やレベルの検討に役立ち、学生にもわかりやすいルーブリックを作成できた。このようにルーブリックを共同作成することで育みたい学生像を共通理解できたため、指導者と教員が連携を取りながら実習指導をできている。

③ルーブリックの活用と実習指導者からのメッセージ

　ルーブリックの観点は「対象をありのままに理解する力」「精神看護実践力」「省察的思考力」「自己教育力」「看護観」の5つを設け、学習者の望ましい姿をレベル4に表した（表2.1.13）。近年の精神看護の動向と看護師国家試験の出題傾向改訂の変化や学生の反応をみながら、チェックリストやレベルの表現を毎年見直し、指導者の意見を取り入れて追加修正している。

　学生ははじめて出会う精神障害をもつ対象者に対して先入観・恐れ・理解のしづらさを体験することが多い。指導者や教員は学生の姿をありのまま受け止めながら、対象の立場に立ち、対象の言動に込められた意味や生活のしづらさとは何かを考えていくようにアドバイスを行う。学生は患者へのかかわり方やコミュニケーションにも悩むため、プロセスレコードで振り返りながら対象との関係性や自己の理解についてリフレクションしていく。精神障害を持つ対象は急性期・慢性期等経過も様々な中、対象理解も容易でなく、学生は自己の課題に直面して戸惑うことも多いが、その際学生の個々の学び方を尊重するためにルーブリックが活用できる。ルーブリックをはじめて用いた指導者からは、次のような意見をもらった。「ルーブリックの表現は一見読んだだけではわからなかった（行動目標ではないので、戸惑った）が、指導を重ね、学生の反応を得るにつれ、用語の意味が理解できた。指導者

表2.1.13　精神看護学ルーブリックとチェックリスト（一部抜粋）

観点／レベル	①対象をありのままに理解する力	②精神看護実践力	③省察的思考力	④自己教育力	⑤看護観
	生活のしづらさ、症状、発達課題、強み、希望	治療的コミュニケーション、傾聴、共感、セルフケア、安心、安全、ケアリング	リフレクション	課題探求、目標志向、自己学習の姿勢、習慣	精神看護、看護の姿勢、自分の言葉で
4	対象の立場に立ち、対象の言動に込められた思いやその意味をとらえている。生活のしづらさや苦悩を理解している。	なぜそうなのか考えながら、成り行きや対象の反応を受け止めながら、対象と関わり、実践している。	自己への気づきを確認しながら、自己一致の感覚を大切に学習を進めている。なぜそうなのか俯瞰し、考えながら学習を進めている。	自己の課題を意識し、解決に向けて必要なことは何かを判断しながら成果を表している。	精神看護の視点や役割について理解し、自己の看護実践の中での活用に向けて具体性のある考えを表現している。
チェックリストの一部	精神症状が対象の生活や生きづらさに及ぼす影響を考えて、看護上の問題をあげている。	看護師や支援者の言動から、関わり方やなぜそうなのかを考えている。	自己の違和感や気づきを手掛かりに、なぜそうなのか考え、リフレクションをしている。	実習目標やねらい、学習内容を事前に読み、目的をもって学習をしている。	日々の実践から看護に結び付けて考えている。
	症状が生活に及ぼす影響をとらえている。	セルフケアの視点で、対象をとらえている。	自己のビジョン・ゴールを適宜修正しながら、計画と実施を確認しながら実習を進めている。	積極的に機会を得ようとして、行動している。	看護に対する問いや課題意識を持ちながら取り組んでいる。
	治療や療法が及ぼす影響と反応をとらえることができる。	対象にとっての安全や安心について考えたことに基づき、自己の行動計画を考えている。	気がかりな出来事について、その事柄の背景や因果関係を含め、他者にも伝わる表現をしている。	実践の中から、課題を見出し、その解決に向けて調べ、行動している。	看護に関する新たな知識を得ている。
	対象とのコミュニケーションを通して、真のメッセージをとらえている。	既習の学びを生かして、コミュニケーションについて理解を深めている。（DESC法の活用など）	感情の分析が具体的である（なぜそのような感情を抱いたのか・それに影響したことはなんだったのか・自分は何を大切にしていたのかなど）。	チームの一員として、病院・病棟・事業所との関係性を築きながら、学びあいしている。	自己の看護に対する考えを、他者が分かるように自分の考えで表している。
	発達への影響を考えている。	対象の気持ちに寄り添い、対象にとってなぜこの関わりが良いのか、自分なりの根拠を持って行動している。	自己の物事の捉え方や価値観が対象理解や関係性にどのように影響を及ぼしているか考えている。	分析や方向性を考える際に必要な知識が何かを考え既習の知識を使っている。	自己の看護観をテーマを持って表現できる。
	対象の健康的な側面やストレングス・強みをとらえている。	対象にとってのアドボカシー（権利擁護）とは何か、考えている。	助言や学習内容を活用して、自己の考えを深めている。	自己のビジョン・ゴールを明確にし、到達に向けて計画的に学習したり、メンバーや指導者、教師に相談している。	精神看護における主要概念を含み自己と対象との関係性から看護を考えている。

が何を指導するのかという方法ではなくて、学生に何を学ばせたいのかというふうに読み取ることで、指導方略の幅が広がった。最終的に、学校がどのような学生を育てたいのか、学校の理念とも一致していることがわかった。学校の特色や方向性がルーブリックに網羅されており、それを学生、指導者、教員で共有できるため、指導の一貫性も保て、安心して指導に当たれる」。

　人間の尊厳を守るという理念がルーブリックに反映されていることが指導者にも理解してもらえたと言える。今後も指導者とともによりよいルーブリックの活用や内容の精選に努めていきたい。

（7）小児看護学

　①私とルーブリックの出会い

　私がはじめてルーブリックを知ったのは専任教員養成講習会で教育評価の講義を受けたときであった。その際、成績評価の指標が学生に明確に提示されていることや指導する側も学生からの評価を受けることに衝撃を受け教育の在り方が大きく変化していると感じたことを覚えている。

　その後、臨床から京都第二赤十字看護専門学校の小児看護学領域の担当教員となった。臨床では小児看護の実践経験がなかったこともあり、初年度はルーブリックについても模索の一年であった。ルーブリックは「●●している」という表現が用いられていることが多く、学生のだれもが自分の患者さんを前に努力をしているため、パフォーマンスの質の評価のレベルや観点を自分が認識できていなかったときは、評価会においても達成感も感じている学生の迫力に押され（今思えば）多少の甘さも生じ、適正な評価とは言い難かったように思う。また評価の際に学生の自己評価と私の評価に差がある場合、私自身がルーブリックの評価の裏付けを確信できていない頃には、評価について学生が納得できるように伝えられなかったという反省もある。

　初年度は学生の日々の実習の様子を見ながら、学生に小児看護で学んでほしいことや大切にしてほしいことについての指導側の思いを既存のルーブリックに落とし込んでいくような1年だったが、ルーブリックにより学生の目指す指標が明確に示されていたことは新任教員としても助けられた面が多かった。

　ルーブリックの意義は、やはり記録中心の成績評価ではなく学生の実際の臨床場面での経験を、学生の成長を目指して学生と教員がともに振り返り、看護を考えることができることである。中間評価や最終評価だけでなく日頃の対話やカンファレンスでも観点内容を意識させることで成績評価のためのルーブリックではなく「看護の力」を伸ばすための思考ツールと考えることができるのではないかと考える。

②ルーブリックの構成と活用

　本校の小児看護学実習は本院での病棟実習９日、小児科外来実習１日、保育園実習２日、最終日の学内１日で構築している。病棟実習では学生がペアになり担当する方法を取り入れている。

　小児看護学ルーブリックは５つの観点からなり、観点１「健康問題をもつ子どもの理解」と観点２「子どもの成長発達に応じた看護援助」が小児領域独自の観点になっている（「省察的思考」「自己教育力」「看護観」については他の領域との共通項目）（表2.1.14）。

　観点１においては、子どもの身体的な特徴や疾患による影響はもちろん、認知機能やコミュニケーション能力についても発達の過程にある子どもの苦痛や思いを理解し看護につなげているかということを大切にしている。たとえば、手術予定の学童期後半の子どもが前日まで普段どおりの様子だったが、手術直前で突然泣き出し不安を訴えるという場面に遭遇すると、子どもが手術について理解ができていると考えていた学生は予測外のことに驚く。実習での体験から子ども自身が感じていた

表2.1.14　小児看護学実習ルーブリック（一部抜粋）

観点／レベル	1．健康問題をもつ子どもの理解	2．子どもの成長発達に応じた看護援助	3．省察的思考力	4．自己教育力	5．看護観
4	健康問題の経過や子どもの特徴を理解し、日々の変化をアセスメントしている。身体的・心理的状態を把握しながら、回復を促す看護に活かしている。	家族の相互作用を支え、その子らしい生活ができるよう援助している。子ども・家族の意思を尊重し、看護をしている。	自己・他者理解が日々深まり、子どもの問題解決に結びつけ、援助の目標や方法が具体的になり個別性のある援助に結びついている。	対象に合わせたより良い看護実践に向けて、意欲的に必要な知識を深め、根拠を持って援助に活かしている。日々の実習目標や援助の計画を立案し、自己の課題の解決に向けて、自己のビジョン・ゴールを意識して取り組んでいる。	自分が看護で大切にしたいことについて、日々の看護実践の中で示している。子どもに対する理解を深め、様々な意見を取り入れながら自己の看護観を深めている。
3	健康問題の経過や子どもの特徴を理解し、日々の変化を捉えている。身体的状態を把握しながら、心理的状態を捉えようとしている。	子どもの生活を中心に考え、子ども・家族と相談し、援助を行っている。子ども・家族の意思を尊重しようと意識している。	自己・他者理解が徐々に深まり、子どもの問題解決に向けて分析的に考えており、行動できているが、一般的な援助になっている。	知識と実践のつながりが浅いが、対象に合わせた看護実践をしようとして自己学習している。日々の実習目標や援助目標の立案に向けて、自己のビジョン・ゴールを意識して取り組んでいる。	自分が看護で大切にしたいことについて、看護実践の中で示している。子どもに対する理解を深め、自己の看護観を表現している。

ことを対話や学生カンファレンスを通して学生が主体的に考え理解していくことを大切にしている。

観点2においては、日々の看護援助は子どもとその家族にとってどのような意味があるのかを深めることを意識している。学生は不安そうにしている子どもや泣いている子どもがいれば自然と何かできないかと考え、歩み寄ることができる。その行為は子どもと一緒に遊ぶことであったり、子どもにわかりやすいように説明することであったりするが、そのときの子どもにとってなぜ必要だったのか、その影響はどのようなものだったのかを子どもの成長発達や子どもの権利等を意識し深めることで看護の意味づけにつながっていくと考えている。

学生が子どもや家族とのかかわりを通じて、自ら学びたいと具体的に考える過程により観点3の省察的思考力、観点4の自己教育力についても自然と力をつけることになり、観点5の看護観の熟成につながっていると実感している。ルーブリック観点3～5のように領域を超えた共通の観点があることにより、他の領域ともつながりをもちながら学生が実習を重ね、総合的に力をつけることができると感じている。

これまでの生活の中で子どもとのかかわりが少ない現在の学生たちが、実際に子どもたちとかかわりあうことによる子どもそのものについての発見や感動は大きい。実習は病棟だけでなく保育園や小児科外来も含まれており、地域で暮らす生活者としての子どもと家族に対しての理解、看護の役割も意識できる内容をさらに検討していきたい。

おわりに

本校のパフォーマンス評価の実践事例について、臨地実習を中心に述べてきた。私たちは、各領域別実習での指導や講義・演習での学生へのかかわりを重ねながら、長期的ルーブリックにあらわされるディプロマ・ポリシーに向かって、学生が成長していくプロセスを実感しながら指導している。実習において学生がつまずいているとき、ルーブリックのどの観点で力がでていないのかを学生と教員が確認し合い、どのようにして力を伸ばしていくか学生が自ら考えるきっかけにもなっている。

すなわち本校においてのパフォーマンス評価とは、つねに指導とともにあるものとして実感しており、とくに実習では評価から次の指導方法の充実へと連動するもので、評価と同時に学生の持つ可能性を見出す機会でもある。

本校の歩みは、いまだ途上にあるが、パフォーマンス評価の経験からの気づきを積み重ねて、教員の私たちもリフレクションを繰り返し、実習指導をさらに充実させていきたい。

（副島和美・甲賀純子・峯松由紀子・小泉真希子・吉岡由里香・中村真人・
高野佳子・立岡葉里子・嶋田佐和子・津田はづき・小田初美）

◇Q&A◇

【Q1】学生の主体的な学びをめざしてルーブリックを活用しておられるようですが、ルーブリックに慣れていない学生や前向きに取り組めない学生へのアプローチはどのようにされていますか。

【A1】1～2年生の時期の臨地実習の経験が浅い時期は、ルーブリックに十分慣れていませんので、表現されている内容や、ルーブリックとチェックリストの関係を十分理解できていない場合もあります。そのような場合は、学生カンファレンスの振り返りの機会を使い、経験していることがルーブリックとチェックリストのどこと関係しているのかをメンバー全員で話し合い共有しています。学生たちは「この表現はそういう意味だったんですね」と話します。また中間の自己評価の際に、個々の学生がどのようにルーブリックの内容を理解し到達度を評価しているか、後半の目標をどのように設定しているのか、実習意欲はどうか等が評価できます。全体と個人へのアプローチ、そして最終評価も大事ですが、中間評価による形成的評価も大事にし、早めのアプローチを心がけています。

【Q2】対話でルーブリックを活用する際、教員の指導力やコミュニケーション力が重要だと思いますが、教員の能力向上のためにどのようなことを行っていますか。

【A2】本校では、自分の担当領域以外の臨地実習指導も担当します。実習指導で悩む場合は、領域担当教員に早めに相談します。教員同士がリフレクションし、何が課題なのか、どこを教材化していき、ルーブリックのどの部分を強化していけばよいのか、学生へのアプローチの方法等を一緒に考えています。また本校では年に7回程度、臨地実習指導担当者会議（指導者・教員合同会議）を行っています。2020～2023年にかけては、リフレクションを促すための発問についての研修を実施したり、指導方法の共有などを行っています。会議の機会を通して学生を尊重する指導の在り方や発問技術について考え、指導力向上に努めています。

【Q3】ルーブリックを取り入れていく際、実習施設に理解してもらうための工夫をどのようにしましたか。

【A3】実習依頼をする際や臨地実習指導担当者会議等で、毎年まず本校が目指している教育の方針、ルーブリックを導入している目的や内容の説明をしています。「なぜルーブリックを導入しているのか」を理解してもらうことが重要です。また実習指導の際に、指導者の理解や疑問について語ってもらうようにしています。ルーブリックは毎年見直していますので、指導者からの意見も生かして改訂し、協同して実習指導する体制を大事にしています。

（小田初美・副島和美）

ＭＥＭＯ

実践の中でいいと思ったこと

実践の中で課題と思ったこと

パフォーマンス評価に関する疑問

2　助産師教育におけるパフォーマンス評価の実践事例

2－1　助産学共用試験としての実習前OSCE

はじめに

　現在、助産学実習開始前の学生の能力は、それぞれの助産師養成機関における講義や演習の到達目標の達成度で評価されることが多く、全国で標準化された一定水準の「知識」「技能」「態度」の質担保は図られていない。

　医学・歯学・獣医学・薬学教育では、すでに実習前の学生の能力保証として全国規模で共用試験（CBT（Computer-Based Testing）とOSCE（Objective Structured Clinical Examination　客観的臨床能力試験））を導入し、「専門職としての資格を有しない実習生の質的保証を行う」という重要な使命を果たしている。

　助産師教育においては、「実習中分べんの取扱いについては、助産師又は医師の監督の下に学生一人につき十回程度行わせること」と定められており、資格を有しない学生が、臨地実習において直接的に分娩介助を行っている。

　母子の安全管理が十分に求められる出産という状況下において、現時点では母子の安全を確保するための学生の能力保証が、それぞれの助産師養成機関に委ねられていることは、全国規模で共用試験を実施している医学・歯学・獣医学・薬学教育に比して、学生の能力保証という点で大きな課題である。

　筆者らはこのような課題の解決に向けて、現在、公益社団法人全国助産師教育協議会（以下、全助協）の協力を得て、研究ベース（科学研究費助成事業基盤研究（B）20H04001「助産師教育における実習生の質保証のための助産学共用試験の実用化と認証システム開発」（研究代表：村上明美）（2020－2023年度））で助産師教育における共用試験の実用化に取り組んだ。

　図2.2.1.1は当該研究の枠組みである。

　筆者らが全助協に協力を依頼したのは、全助協は全国の助産師養成機関170校（2023年4月現在）を会員校としており、会員校に同じ基準・マニュアルに沿った共用試験を実習前に導入してもらうことにより、全国規模で助産師学生の実習前の質保証を図ることができると考えたからである。

　すべての助産師養成機関が共用試験として、妊娠期・分娩期・産褥期・新生児期の各期課題を実習前OSCEで実施することにより、同じ基準で学生の能力を査定することが可能となる。そのため、各助産師養成機関は、将来的に設置予定の助産学

図2.2.1.1　助産師教育における実習生の質保証
筆者作成（科学研究費助成事業基盤研究（B）「助産師教育における実習生の質保証のための助産学共用試験の実用化と認証システム開発」）

共用試験本部から提示される「学修項目」の内容に基づき、自校における演習等によって、学生に標準化された水準の能力を修得させる必要が生じる。また、既定の評価表を用いて実習前OSCEを評価するため、評価項目や評価の視点も統一できる。

　共用試験としての実習前OSCEでは、臨床を想定した場での妊産婦や新生児の状況を知的に判断し、適切な技術や態度で対応できる実践能力を全国共通の基準で評価し、実習に出る前の学生の能力を一定水準に保証することができる。

　一方、助産師養成機関によっては、共用試験で求める水準よりも高いレベルでのOSCEをすでに実施している。助産師養成機関が独自に設定する到達目標に合わせたOSCEの導入過程については、第Ⅲ部2－3を参照いただきたい。本節では、代表的な妊娠期編と新生児期編の事例を提示した。

（1）実習前OSCEの事例：妊娠期編

　OSCE実施にあたっては、事前の準備として、「目標・行動目標」を設定する。学生には、必要とされる技能と態度に関する「学修・評価項目」を示しておく。そして、当日使用する「学生に提示する課題文」、評価者のための「評価マニュアル」「模擬患者対応マニュアル」その他、「妊婦背景」「必要物品」などがある。

　実習前OSCEの妊娠期の例として「子宮底・腹囲測定、CTGモニター装着」を例に挙げる。「目標・行動目標」は、以下の通りである。

【妊娠期：子宮底・腹囲測定、CTGモニター装着：目標・行動目標】
目標：妊婦の羞恥心や安心に配慮しながら、正確に子宮底・腹囲測定とCTG

モニター装着を行うことができる。

行動目標：初対面の妊婦に自己紹介、あいさつができる。

　　子宮底・腹囲測定の目的を述べることができる。

　　CTGモニター装着の目的を述べることができる。

　　正しい手技で子宮底・腹囲測定を行うことができる。

　　正しい手技でCTGモニター装着を行うことができる。

　　妊婦が安心して子宮底・腹囲測定などを受ける環境をつくることができる。

　　妊婦の羞恥心に配慮することができる。

　学生に示す「学修・評価項目」は下記の通りである。学生は、事前に評価項目を把握しており、試験への準備を行うことができる。それぞれの項目は、臨床実習で学生が自立して行うことができる基本的内容であり、適切な手順・手技、態度を評価する。

【妊娠期：子宮底・腹囲測定、CTGモニター装着：学修・評価項目】

□挨拶と自己紹介をする。

□導入の言葉を述べる。

□妊婦が排尿を済ませているか確認する。

□手指消毒をする。

□ベッドに仰臥位になり、お腹を出すように伝える。

□不必要な露出は避ける。（下肢にバスタオルなどをかける）

・・・（以下、省略）

　試験当日は、OSCE実施場所の設定、模擬患者あるいはモデル人形、必要物品の配置、録画用のビデオカメラ2台を設置する。

【ステーションの配置】

○配置

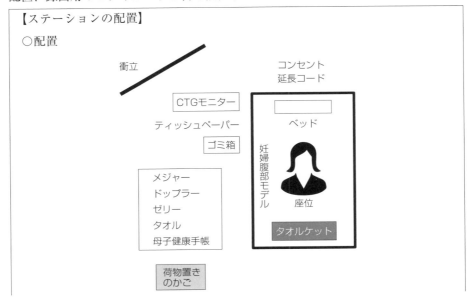

○用意するもの

ベッド

タオルケット

妊婦モデル（模型）：胎児つき、胎児心音出る、延長コードでコンセントにつなぐ

妊婦ジャケット

メジャー

ドップラー

ゼリー

CTG（胎児心拍陣痛計）（日時設定を確認する）

など。

　学生は試験開始の合図があったら、約10分間の試験時間の中で、課題文を読み（1分間）、必要に応じたパフォーマンスを展開していく。

【助産学共用試験　OSCE】
―子宮底・腹囲測定とCTGモニター装着―

　助産師のあなたは、本日垂水咲子さん（妊娠38週0日）の妊婦健診を行います。

　これまでの妊娠経過、胎児発育は助産録により正常に経過していることがわかっています。

　先週の妊婦健診では、子宮底長31cm　腹囲85.0cm、NSTにて胎児状態は良好でした。

　これから妊婦健診を始めるにあたって、子宮底・腹囲測定を行い、CTGモニターを装着します。

　垂水さんは診察室のベッドに座っています。あなたは垂水さんとは初対面です。

　下記の項目について、垂水さんの妊婦健診をはじめ、まずは子宮底・腹囲測定から行い、次にCTGモニター装着を行ってください。

　制限時間は10分です。

●診察室に入り初対面の挨拶をする。（模擬妊婦に実施）

●子宮底・腹囲測定を実施する。（妊婦モデルに実施）

●CTGモニターを装着する。（妊婦モデルに実施）

　評価は、評価表に基づいて、「できた：1、できなかった：0」で評価する。評価にあたっては、評価の質を保証していくためにもトレーニングを受けた評価者が評価することが望ましい。

【評価表】
評価内容に沿って該当する評価点に〇を付けてください。
時間内に実施できなかった項目には斜線を入れてください。

	評価内容
1	挨拶と自己紹介をする 　　1：「挨拶」と「自己紹介（フルネームまたは姓）」をする 　　0：できない
2	導入の言葉を述べる 　　1：妊婦に「子宮底・腹囲測定、CTGモニター装着を行うことの説明」をする 　　0：できない
3	妊婦が排尿を済ませているか確認する 　　1：妊婦に「排尿を済ませているか確認」する 　　0：できない
4	速乾性手指消毒剤を用いて手指消毒をする 　　1：「手指消毒」をする 　　0：できない
5	ベッドに仰臥位になり、お腹を出すように伝える 　　1：できる 　　0：できない
6	不必要な露出は避ける 　　1：できる 　　0：できない（過度な配慮により必要な部分を露出させないなど目的が達成できない対応は0）

（以下、省略）

（2）実習前OSCEの事例：新生児期編

　OSCE実施の事前準備は、妊娠期編と同様である。

　実習前OSCEの新生児期の例として「出生直後の全身の観察」を例に挙げる。「目標・行動目標」は、以下の通りである。

【新生児期：目標・行動目標】
目標：出生直後（2時間くらい）の児の安全と安寧を考慮しながら、適切な方
　　法と手技を用いて、バイタルサイン測定および身体計測ができる。
行動目標：産婦（母親）に自己紹介、挨拶ができる。
　　産婦（母親）に児の計測の目的を述べることができる。
　　適切な方法を選択し、計測ができる。
　　児を丁寧に扱い、言葉をかけながら、安全・保温に配慮できる。

　学生に示す「学修・評価項目」は下記の通りである。学生は、事前に評価項目を把握しており、試験への準備を行うことができる。それぞれの項目は、臨床実習で学生が自立して行うことができる基本的内容であり、適切な手順・手技、態度を評価する。

【新生児期：学修・評価項目】

□産婦に近づいて出産に対するねぎらいの言葉をかけ自己紹介をする。

□ケアの実施中は室温に注意し、保温に努める。

□インファントウォーマは、必ずベビーガードを３点上げて使用し、実施中は新生児から離れないようにする。

□産婦と新生児に対して、身体計測とバイタルサイン測定の目的を説明する。

□呼吸状態を観察し、目視で１分間呼吸数を測定する。

□聴診器を温め、心拍数を１分間測定し、心雑音の有無などを観察する。

□体温を直腸計にて測定する。

□新生児の両足を丁寧に持ち上げ、測定しやすいように把持する。

□潤滑油をつけた直腸計を肛門に２cm程度挿入する。

□測定時、直腸計を安定して水平に保つ。

・・・（以下、省略）

　試験当日は、OSCE実施場所の設定、模擬患者あるいはモデル人形、必要物品の配置、録画用のビデオカメラ２台を設置する。

【ステーションの配置】

○配置

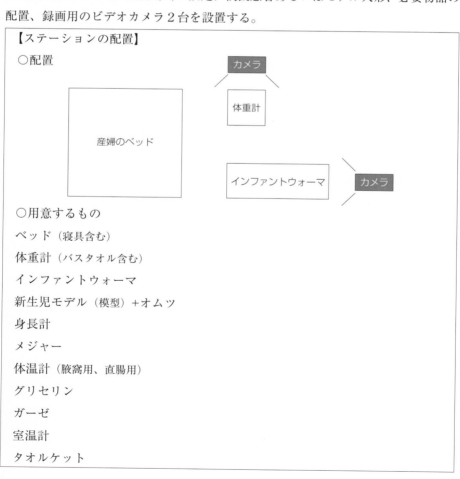

○用意するもの

ベッド（寝具含む）

体重計（バスタオル含む）

インファントウォーマ

新生児モデル（模型）＋オムツ

身長計

メジャー

体温計（腋窩用、直腸用）

グリセリン

ガーゼ

室温計

タオルケット

学生は試験開始の合図があったら、約10分間の試験時間の中で、課題文を読み（1分間）、必要に応じたパフォーマンスを展開していく。

【新生児期：学生に提示する課題文】

―新生児の身体計測とバイタルサイン測定―

学生のあなたは、本日、正期産で出生した直後の新生児の身体計測とバイタルサイン測定を行います。

これまでの妊娠中の胎児発育は、医療記録により正常に経過していることがわかっています。出生1分後のアプガースコアは8点、5分後10点でした。

児は、母親の胸の上で早期母子接触中です。

児のバイタルサイン測定と身体計測を行ってください。

測定にあたっては、実際に測定する時間をかけて、計測値を述べてください。

体重は、2回計測してください。

制限時間は10分です。

評価は、評価表に基づいて、「できた：1、できなかった：0」で評価する。

【評価表】
評価内容に沿って該当する評価点に〇を付けてください。
時間内に実施できなかった項目には斜線を入れてください。

	評価内容
1	母親へ出産へのねぎらいと自己紹介をする 　　　1：「ねぎらい」と「自己紹介（フルネームまたは姓）」をする 　　　0：できない
2	導入の言葉を述べる 　　　1：産婦に「あいさつ」と「バイタルサイン測定と身体計測の説明」をする 　　　0：できない
3	児にバイタルサイン測定と身体計測をすることを語る 　　　1：児に「バイタルサイン測定」と「身体計測」することを語る 　　　0：できない
4	呼吸状態を観察し、呼吸数を目視で1分間測定する 　　　1：「呼吸状態の観察」と「呼吸数を1分間測定」する 　　　0：できない
5	呼吸の計測値を口頭で伝える 　　　1：できる 　　　0：できない
6	聴診器を温めてから児の胸にあてる 　　　1：できる 　　　0：できない

（以下、省略）

おわりに

　わが国では、毎年約2100名の新卒助産師を輩出している。実習前に2000名超の規模で学生全員にOSCEを実施するには、今後十分な準備が必要とされる。

　具体的には、OSCE実施要項を整え、それに沿ってステーションや器材、シナリオや評価表、評価者、模擬患者等を整備し、一定の水準で公平に実施できる体制を構築しなければならない。

　現在、研究ベースでは評価者や標準模擬患者（Standardized Patient：SP）の養成にも取り組み、評価者養成や標準模擬患者養成のための動画を作成した。それを活用しながら評価者や標準模擬患者の養成講習を開始し、全国規模での効果的な講習の進め方を模索している。

　なお、SPには、模擬患者（Simulated Patient）と標準模擬患者（Standardized Patient）がある。どちらもSPと表現されるが、模擬患者（Simulated Patient）は、ロールプレイの演習などにおいて看護師・助産師役の学生の言葉掛けに比較的自由度をもって自然な対応をする患者役を指す。一方、標準模擬患者（Standardized Patient）は、OSCE場面で課題や実施条件、評価基準などを統一し、ルールに従った演技をする患者役を指し、評価の信頼性を担保している。

　評価者に関しては、全助協に協力を得て、全助協会員校の教員に評価者を担ってもらうことにより、評価者数の確保と標準化を図っていく予定である。

　実施時期に関しては、我が国は助産師の教育課程が多様であるため、それぞれの課程に応じて設定する必要がある。専修学校や専攻科等の1年コースでは、助産学実習が早ければ6月より開始されるため、5月に実習前OSCEを設定する必要がある。大学院の2年コースでは、助産学実習が後期から開始されることも多いため、夏季休暇中に実習前OSCEを設定することも可能である。

　実施場所に関しては、実習前OSCEの受験者数や助産師養成機関の所在地によっても規模が異なってくることから、いくつかの地区に分けて、1年に複数回、実施する必要がある。

　共用試験であるがゆえに、実施する体制に差が生じないように、多岐にわたって標準化を目指す必要がある。将来的には、アドバンス助産師の認証を行っている一般財団法人日本助産評価機構において、実習前と卒業前の共用試験（CBTとOSCE）を行っていくことも視野に入れ、体制作りに着手している。

　まずは、助産師教育において全国的にOSCEの実施体制が整備されれば、助産学実習開始前に学生の能力を一定水準で担保することが可能となり、ひいては母子の安全確保に大きく貢献できる。全国規模での助産学実習前OSCEの実用化によせられる期待は大きい。

（村上明美・高田昌代・江藤宏美）

◇Q＆A◇

　【Q1】実習前の共用試験としてなぜOSCEを使うのですか。従来の技術テストでは不十分なのですか。

　【A1】共用試験は、受験者すべてが一定の基準で評価されることに意味があります。OSCE＝「客観的臨床能力試験」ですので、第三者によって公平に評価されることにより、一定の能力が保証されます。

　【Q2】実習前OSCEで保証できる水準はどの程度ですか。一人前の助産師としての実践能力を評価するものではない気もします。

　【A2】学生が実習を開始するにあたって身につけておくべき能力を評価します。実習に出られる最低限の能力を保証するのであり、一人前の助産師の実践能力とはまったくかけ離れています。

　【Q3】共用試験をすると各機関の教育がテスト対策的になってしまいませんか。各機関の教育理念が損なわれないか心配です。

　【A3】共用試験の実習前OSCEは、助産師学生ならだれでも実習前に身につけておくべき基本的な能力です。学生がどの教育機関に所属していても、実習前に一定水準の能力を保証される必要があります。むしろテスト対策的に同じ能力を身につけることが大切です。各教育機関の教育理念で求める能力は、OSCEで求める能力を凌駕するものでなければなりません。

（村上明美・高田昌代・江藤宏美）

ＭＥＭＯ

実践の中でいいと思ったこと

実践の中で課題と思ったこと

パフォーマンス評価に関する疑問

２−２　分娩介助実習のルーブリックの事例

はじめに

　ルーブリックを導入する以前に筆者が経験してきた実習では、教員が学生とのカンファレンスを通して、実習前や実習中の自己学習状況、実習態度、実習記録、臨床指導者からの意見などを参考に総合的に評価していた。実際には、実習記録をよく書けている学生の評価が高くなり、文章化することが苦手な学生の評価は低くなる傾向にあった。また、臨床指導者や教員によって評価するところが異なり、成績に偏りが生じることもあった。学生は、自分の実習の成績がどのようについているのか疑問を持っていたかもしれない。また、教員や臨床指導者からの教えは、初学者の学生にとっては受け身の学習になりやすいといった現状もあった。このような実習評価や指導に課題を感じていた中、中央教育審議会（2012）の「新たな未来を築くための大学教育の質的転換に向けて——生涯学び続け、主体的に考える力を育成する大学へ（答申）」を受け、評価の考え方と方法を教員間で再考する必要に迫られた。看護や助産は実践科学である。様々なケースに出会う臨床では、経験を積み重ねながら自ら考え、観察・判断し、行動（ケア）していく実践能力が必要である。専門職として成長するためには、自己を客観的に評価し、めざす助産師像へと研鑽していく姿勢が望まれる。そのため、何をどのようにできるようになったのかといった学生のパフォーマンスの質を評価すること、その評価視点と到達度を共通理解できるよう可視化すること、それが学生の主体的な学びの支援となることをねらいとしてルーブリックを導入した。本節では、石川県立看護大学（以下、本学）の分娩介助実習においてルーブリックを活用した実践事例を紹介する。

（1）本学のカリキュラムの概要

　本学は、2018年度に助産師養成課程を大学院に開設した。定員は、１学年５名程度である。2022年度からスタートした新カリキュラムにより、２年間の教育課程の中で共通科目と専門科目を30単位以上、助産師国家試験受験資格取得に必要な科目32単位（指定規則では31単位）、計62単位以上を履修する。講義・演習では、課題に対するプレゼンテーションとディスカッション、Problem Based Learning（PBL）、シミュレーション教育などを取り入れ、アクティブラーニングを推進している。助産学実習では、主にローリスク母子を対象とする助産実践実習Ⅰ−1（１年次に５単位）と助産実践実習Ⅰ−2（２年次に３単位）、ハイリスク母子を対象とする助産実践実習Ⅱ（２年次に３単位）、助産管理実習（２年次に２単位）の計13単位を履修する。このうち、分娩介助実習は、助産実践実習Ⅰ−1と助産実践実習Ⅰ−2の中に位置づけられている。１年次後期に６週間、２年次前期に４週間程度の期間

で、分娩介助と担当した産褥母子のケアを中心に行っている。

①実習目的（助産実践実習Ⅰ－1、Ⅰ－2共通）

　妊娠期・分娩期・産褥期・新生児期において、ローリスク母子とその家族に対して、助産師としての職業倫理と女性中心のケア（尊重・安全・パートナーシップ・ホリスティック）・家族中心のケアを基盤に、各期の連続性と個別性を重視した根拠に基づく助産実践ができる。また、様々な助産の場や人々とのかかわりを通じて、専門職としての役割と行動、多職種との連携等を理解し、助産師としてのアイデンティティを育むことができる。

②実習の体制

　総合病院4施設に学生1～2名を配置している。施設によって診療体制や地域性に特徴があるため、1年次と2年次に学生が配置される実習施設はできるだけ異なるようにしている。実習方法は、原則24時間オンコール体制をとっているが、日勤帯のみという制限付きの実習施設もある。分娩介助実習では、臨床から学生に呼び出しの連絡がいつ入るかわからない。そのため、学生は自己の実習目標や行動計画、次の分娩までの待機時間などについて、体調管理を含めて臨床指導者と相談して実習を計画していく。基本的に、土曜・日曜は、体調管理や記録の時間にあてている。臨床場面で実際に学生を指導するのは臨床指導者である。分娩介助終了後には、1例ごとに学生と臨床指導者で振り返りの時間をとっている。教員の役割は、まずは実習環境にうまく入っていけるように学生をサポートすることである。各実習期間の中間と最終日にルーブリックを用いてカンファレンスを行っている。

（2）本学の実習ルーブリックの作成経緯と構成について（表2.2.2.1）

　本学では、筆者が前任校で作成した実習ルーブリックを共同作成者から使用と改変の許可を得て、2018年度の助産師養成課程開設当初から使用している。ルーブリックの作成にあたっては、評価に使いやすくするために、A4用紙1枚に収めたいという意見があった。まずはルーブリックを形にして、使用しながらブラッシュアップしていくこととした。観点は、「助産師のコア・コンピテンシー」（図2.2.2.1）を基盤に検討した。実習目的や実習目標は、このコア・コンピテンシーに内包されていると判断した。観点には、分娩を核とする周産期の実習のため【マタニティケア能力】を設定した。また、対象を尊重しそのニーズをとらえて倫理的に応答する【倫理的感応力】、専門職としての役割・責務を実践に反映する【専門的自律能力】は学生時代から培っていくべきものであると考え、これらの3要素を観点の主軸とした。【マタニティケア能力】では、思考・判断力と行動力をある程度分けて評価できるように「情報収集・アセスメント・助産診断」と「助産

表2.2.1　助産実践実習Ⅰ　ルーブリック（分娩介助実習・継続事例実習・妊娠期実習）随時・中間・最終　＊該当する実習と使用した時期に○を付ける

記載日　　　　　　学籍番号　　　　　　氏名　　　　　　臨床指導者　　　　　　教員

求める能力		理想的	標準的	最低限	未熟
クリティカル能力	情報収集・アセスメント・助産診断	状況に合わせ、優先順位を考え、診断するために必要な情報を、診断技術と五感を使って、多面的・多角的に把握し、情報を関連付けて分析し、今後の予測を立て、情報を追加し分析を繰り返している。	状況に合わせ、診断するために必要な情報を、診断技術と五感を使って、多面的・多角的に把握し、情報を関連付けて分析し、今後の予測をたてている。	診断するために必要な情報を、診断技術と五感を把握し、多角的・多面的に把握し、情報を関連付けて分析している。	定められたフォームに従い情報を把握しているが、情報を関連付けて分析していない。なぜその情報が必要なのか理解していない。
	助産ケア・支援	助産診断に基づき、科学的根拠やガイドラインに基づいたケア・支援を安全確実に行い、評価し、よりよいケアになるよう試行錯誤している。	助産診断に基づき、科学的根拠やガイドラインに基づいたケア・支援を安全確実に行い、評価している。	助産診断に基づき、ケア・支援を安全確実に行い、評価している。	決められたケア・支援を行っている。
コミュニケーション能力	正常からの逸脱・異常時の報告・連絡・相談	遅れなく、正確に、要点をついて、指導者へ報告・連絡・相談し、チームの一員として対応に参画している。	遅れなく、正確に、指導者へ報告・連絡・相談している。	遅れなく、指導者へ報告・連絡・相談している。	気付いても、報告・連絡・相談していない。もしくは、必要性に気付いていない。
	ニーズをくみ取り反応する力	緊張しないような空間と雰囲気を作り、丁寧に傾聴しながら、対象が話したいことを推察し、適切な質問をしている。	緊張しないような空間と雰囲気を作り、丁寧に傾聴しながら、対象が話したいことを推察している。	緊張しないような空間と雰囲気を作り、丁寧に傾聴している。	質問項目が浮かばない。
	意思決定を支援する力	対象の価値観や多様性を理解し、対象に応じた情報・選択肢を提供し、そのメリット・デメリットを説明でき、的確な助言ができる。	対象の価値観や多様性を理解し、対象に応じた情報・選択肢を提供し、そのメリット・デメリットを説明できる。	対象の価値観や多様性を理解し、対象に応じた情報・選択肢を提供できる。	情報・選択肢を提供できない。
専門的自律能力	専門職として研鑽する力	助産実践を振り返り、状況（現象）、自分の特徴・価値観・到達度・課題等を分析し、自力で新しい知見を入手し、次に活かしている。	助産実践を振り返り、状況（現象）、自分の特徴・価値観・到達度・課題等を分析し、自力で新しい知見を入手し、知言が得られれば次に活かしている。	助産実践を振り返り、状況（現象）、自分の特徴・価値観・到達度・課題等を分析し、助言が得られれば次に活かしている。	振り返りを怠り、行き当たりばったりの行動が目立つ。

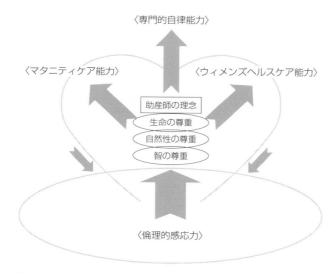

図2.2.2.1　助産師のコア・コンピテンシーのイメージ
出典：公益社団法人日本助産師会ホームページ
https://www.midwife.or.jp/midwife/competency.html（2024年2月28日閲覧）

ケア・支援」に分割した。また、実習で異常ケースに遭遇した場合にチームの一員として動けるよう「正常からの逸脱・異常時の報告・連絡・相談」を加えた。【倫理的感応力】は言葉そのものに馴染みがないという意見があり、意味を損なわないよう【コミュニケーション力】とし、「ニーズをくみ取り反応する力」と「意思決定を支援する力」の2観点をその中に設定した。【専門的自律能力】は、自律に向かうプロセスで必要な力として「専門職として研鑽する力」が必要と考え、振り返りや自己分析の視点を評価内容にいれた。最終的に6観点となった。到達点とそれぞれの発達段階のパフォーマンスについては、教員の実習指導経験を元に学生の助産実践を抽出し、議論し文章化した。レベルについては、卒業時に到達してほしいレベルを「標準的」、最低の合格ラインを「最低限」、不合格ラインを「未熟」、標準的レベルにとどまらず熟達レベルに目標をもてるよう「理想的」の4段階で構成した。また、どこが変化すると次のレベルになるのかがわかるように表現を工夫した。

（3）分娩介助技術確認表との併用

　本学で使用しているルーブリックは、長期的ルーブリックであり、卒業時に学生に求める姿を記載したものである。分娩介助に必要な技術1つひとつの習得状況については、分娩介助技術確認表を用いて評価している。たとえば、分娩介助全体を通して「母児の安全・安楽を考えて行動できている」、会陰保護では「会陰保護のタイミングが見極められている」などの事項に対して、できる、少しの助言でできる、ほとんどできない（要練習）の3段階で評価している。分娩介助1例ごとに学

生が自己評価し、それを元に指導を受けた助産師と振り返りを行っている。

（4）本学でのルーブリックの使い方

①学生への説明

　学生には、実習前のオリエンテーションでルーブリックを用いることのねらいや使い方などを説明している。ルーブリックは、実習で何が求められているのか（何を目指すのか）を可視化していること、自分の今のレベル（状態）を客観的に分析し成長できるためのものであること、学習支援ツールの一つであることなどを説明している。実習の成績評価は、ルーブリックの評定以外に、分娩介助技術確認表や他の記録類、カンファレンスを通しての学びなどから総合的に評価するため、ルーブリック評定＝成績ではないことを強調して伝えている。

②カンファレンスの持ち方

　1年次と2年次それぞれの実習で、同じルーブリックを使用して中間カンファレンスと最終カンファレンスを行っている。カンファレンスには、学生、臨床指導者（1〜2名）、担当教員の三者が参加する。概ね、次のようにカンファレンスを進めている。

　（ⅰ）学生は、事前にルーブリックを用いて自分がどのレベルにいるかを自己評価し、そのレベルとした理由（根拠）について口頭や文書で説明する。

　（ⅱ）教員は、どのような場面で学生がどのようなことを考え行動したのかを具体的に説明できるように質問する。学生が語る臨床場面に教員がいた場合には助言し、学生が想起できるようにサポートする。ねらいは、求める能力と経験の具体例がつながり経験知の引き出しが増えること、想起によって記憶が定着することである。

　（ⅲ）臨床指導者や教員は、「どうしてここにつけたの？」などと学生に問い、そのように自己評価した理由や迷った点などについて学生と双方向で話し合う。

　（ⅳ）臨床指導者からは学生の自己評価が妥当か否か、その理由も添えてフィードバックしてもらう。たとえば、「あの場面では○○できていたからもう少し評価が高くてよいのでは？」、「あの場面ではすぐに○○した方がよかったね。○○はもう少し頑張ったほうがよいから評価はもう少し右寄りかな（低いレベル）」、「ここはこの評価でOKだね」など。

　（ⅴ）このように学生、臨床指導者、教員の評価をすり合わせ、その時点での学生の到達状況を三者で共有する。

　（ⅵ）最後に、学生が考えた今後の実習にむけての自己の課題と具体的なアクションプラン（行動計画）を話してもらう。たとえば、「会陰保護のときにお母さんがいきんで児頭が飛び出てきそうだった。びっくりして慌てて会陰から手をはなしそうになった。分娩介助モデルでそのイメージを持って練習しておく」など、具体的に

何をどうするのかを行動レベルで明確にする。そこで、臨床側でできること（例：分娩室が空いているときは練習してよい）、教員側でできること（例：巡回のときに一緒にやってみる）を話し合い、以降の実習につなげていく。

【カンファレンスでとくに気をつけていること】

・学生には、できていることとできていないことの両方を必ず語ってもらうようにしている。一般的に学生は、臨床指導者や教員を前にすると、できたと実感していることよりもできていないことを語りやすい。

・教員から学生に、あれは？これは？と課題やアクションプランを誘導したり要求しすぎない。学生自身が気づいたことを拾い上げ、助言はしても否定はしない。

（5）実習のルーブリックを導入したことによる成果

①学生への影響

ルーブリックを実習で使った学生からの感想として、次のようなものがあった。

・最初、どこに何が当てはまるのかわからなかった。使い慣れてきたら、振り返るときにルーブリックがあった方がやりやすかった。

・自分が今どの辺りにいるのか、自分の到達レベルがどこか見やすかった。

・目標を立てる上で、標準レベルや次のレベルに進むには何ができるようになるとよいのかイメージできた。

・実習全般で必要な能力がコンパクトに書かれていたので、自分の中で実習全体の評価ができたと思う。

このように、ルーブリックで評価視点と到達度を可視化したことで、学びの振り返りの助けになっていたことが伺えた。

また、学生の中には自己評価を高くつける学生や低くつけてしまう学生もいる。自己評価を高くつける学生は、他者から評価を下げられるとよい気がしないしがっくりするであろう。反対に、自己評価を低くつけてしまう学生にとっては、とくに臨床からの評価が自己評価より上回ると自信につながりやすい。いずれの場合も理由を添えて評価が修正されると、臨床ではどこをみているのか、何が大切なのか、何を学習した方がよいのかといった学生の気づきと学習へのモチベーションにつながっていく。実習ではこのようなカンファレンスでの評価を何度も経験するので、そのうち、自分を客観視できるようになってくる。評価されることをあまり怖れなくなり、臨床からの評価がもらえてよかったという声も聞こえる。次の実習のスタート時には、前の実習での課題を振り返り、今回の実習で学びたいことを具体的にあげてくる学生が増え、主体的に学ぶ姿勢がみてとれた。ルーブリックの評価の変化をみると、1年次の最初の実習の中間カンファレンスでは「未熟」「最低限」が多く、2年次の最終カンファレンスでは学生の実践能力の評価は「標準的」のレベルにほぼ到達していた。ルーブリック導入の効果だけとは言及できないが、実践

能力は向上していることが確認できた。

②臨床指導者と教員への影響

　ルーブリックを用いるようになってから、学生に求めるものが厳しすぎることに気づくことがある。母性看護学実習の学生と比べて助産師を目指す学生にはもっとしっかりしてほしいと期待してしまう。しかし、助産学生は助産の初学者なので、臨床で最初からできる学生はまずいない。学生は見て学ぶことから始め、経験を積んでそれを振り返ることで成長していくことを、カンファレンスを通して感じられるようになった。ルーブリック評定が徐々に高い方のレベルに近づいていくと、「成長したね〜」という言葉が聞かれ、臨床指導者や教員に喜びややりがいが感じられている。また、使用していく中で、ルーブリックは学生を評価するだけのものでなく、学生が実習で学んでいることを共有して話し合うためのツールであるという意識が定着してきた。学生の学びの段階を理解して、臨床側ができることや教員側がやるべきことを双方で話し合い、学習支援につなげている。

（6）実習のルーブリックを実践する上での課題

　学生がルーブリックで評価するときに迷うのは、レベルの説明文のうち全文でなく部分的に該当する場合である。たとえば、観点：情報収集・アセスメント・助産診断の「標準的」の説明文をみて、"情報を関連付けて予測も立てているが、多面的・多角的に情報をとっているかは自信がない"といった場合である。あるいは、3例目の分娩介助では指導者に早めに報告し相談したが、4例目では報告が遅れたといった場合には、「標準的」か「最低限」のどちらに○をつければよいのか迷うこともある。対応として、まずは評価時点までの経験を総合的に捉えてざっくりとつけてみることとした。部分的に該当しない場合は、○をつける位置を右寄りや左寄りにずらしてつけてもよいと自由度をもたせた。そのうえで、迷った点も含めて説明してもらうことを重視した。今後、学生や臨床からの意見に耳を傾けながら、レベルの表現など検討を重ねていく必要がある。

おわりに

　本学で導入しているルーブリックには、どのような学生に育てたいかといった願いが込められている。しかしながら、観点の設定やレベルの表現がこれでよいとは必ずしも思っていない。本節を書くにあたり修正したい点にも気づくことができた。学びの質を評価することの難しさを痛感しているが、教育ツールとしての手応えも感じている。現在、シミュレーション教育（演習）におけるルーブリックの作成に着手している。今後、演習と実習が効果的に連動できるよう取り組んでいきたい。

（亀田幸枝）

◇Q&A◇

【Q 1】「実習の成績評価は、ルーブリックの評定以外に、分娩介助技術確認表や他の記録類、カンファレンスを通しての学びなどから総合的に評価する」と述べられています。記録類やカンファレンスの中から、どのような能力を評価しようとされていますか。

【A 1】他の記録として、実習での体験学習を深めるために「ギブズのリフレクティブサイクル（Gibbs' Reflective Cycle）」なども使っています。このような記録やカンファレンスを通して、経験したことを学びとして落とし込んでいるかをみています。助産の場面（現象）を想起する力、記述・表現する力、その場面から何を感じたか（感性）、文献やエビデンスと照合し分析する力、客観的に評価する力、アクションプランを考え自己研鑽していく素地が身についているかなどをみるように努めています。

【Q 2】評価のためのカンファレンスには、当該学生だけでなく、他の学生も同席することはありますか（質問の意図は、互いの評価を聞くことで学び合うような要素を考えておられるかどうかお聞きしたいということです）。

【A 2】実習施設が同じ場合に、カンファレンスに複数の学生が同席することはあります。お互いの経験や学び、臨床からのフィードバックを共有し合うことで、経験知を広げてほしいと考えています。また、臨床指導者や教員の評価視点を学生間での相互評価に繋げてほしいと思っています。

【Q 3】効果的にカンファレンスを進めていくために、臨床指導者と教員で事前に評価に関する打ち合わせをしていますか。

【A 3】実習の打ち合わせの際に、評価方法やカンファレンスの持ち方を説明しています。使用するルーブリックの裏面にルーブリックとは何か、ルーブリックを使用する目的や必要性、使用方法などを記載しており、直接に説明できなかった指導者の方々にも伝わるようにしています。カンファレンスに出席する臨床指導者は、分娩介助で学生に直接にかかわった他の指導者からも実習の様子や評価を聞いて学生にフィードバックしてくださっています。

（亀田幸枝）

ＭＥＭＯ

実践の中でいいと思ったこと

実践の中で課題と思ったこと

パフォーマンス評価に関する疑問

第Ⅲ部　ストーリー編

1　看護教育におけるパフォーマンス評価の導入過程
——育てたい学生像に向けて

1－1　実習の領域別ルーブリックと長期的ルーブリックの作成過程
——指導と評価の一体化に向けて

はじめに

　最初に、看護過程の展開を中心にした実習指導や行動目標に基づいた評価への疑問から、リフレクションやマインドマップ等の教育方法を導入し、指導型実習から経験型実習への転換を図ってきた経緯、その結果、指導と評価が乖離してきた現状から、指導と評価の一体化をはかるため、ルーブリック導入に至った経緯を紹介する。作成過程として、期待する卒業生像に近い学生の姿となる統合実習のルーブリックから各領域別のルーブリック、長期的ルーブリックの作成過程の経緯を紹介する。

（1）本校の特徴と育てたい学生像

　京都第二赤十字看護専門学校（以下、本校）は、1890（明治23）年に始まる日本赤十字社における看護師養成の歴史を背景に、赤十字の理念を基盤とし、自ら学び看護を創造する豊かな人間性を備えた看護実践者の育成を目指している3年課程の専門学校である。教員は副学校長1名・教務主任1名・専任教師9名の11名であり、教員の8割は本校の卒業生で、母体病院で臨床経験を10年前後から20年有している。臨地実習の8割は母体病院で行い、実習指導者は各病棟に2〜3名配置され、教員は指導者やスタッフと密に連携を図りながら実習指導を行っている。

　〈期待する卒業生像〉

　本校のディプロマ・ポリシーは7つ挙げている。

　1）様々な場面で意思決定する際に、「人々の苦痛を予防・軽減し、人間の尊厳を守る」という視点を意識して物事にあたる。

　2）多様な年代や立場の人々とかかわり、相互関係を通して尊重し合う関係性を育み、信頼を得ている。接する人々に安らぎを感じてもらえるような関わりをしている。

　3）自分が積み重ねてきた看護観を振り返り、自分の看護観を持ち、願いや夢や希望をもって看護実践を向上し続けている。

　4）刻々と変化する状況を判断し、その場に応じた看護が実践できる。対象の健

康の保持、増進に努め、よりよい生活を送れるような看護を探求し続けている。

　　5）看護師としての意志、意見を持ち、社会が求める看護職の役割を果たすことができる。人々と連携、協働して柔軟に対応し自己の責務を果たしている。

　　6）体験をリフレクションする習慣をもち、論理的思考で物事をとらえ、看護実践に活かし、よりよい看護実践を探求している。

　　7）将来のビジョン・ゴールやテーマを持ち、継続して自己研鑽を行う姿勢を持ち、自己のキャリアを形成しようとしている。

　　これらは長期的ルーブリックの観点に反映している。

（2）パフォーマンス評価の導入過程

　①看護過程の展開を中心とした行動目標ベースの実習指導・評価への疑問

　13年前（2010年頃）、放課後、臨地実習でアセスメントが深まらない、実習記録が進まない、看護診断名がわからない等の理由で教員に指導を受けている学生の姿があった。A教員は参考書を用いて説明し、質問しながら理解を確認し、学生はわかったという反応をして帰宅した。翌日の記録は、A教員が話した内容にとどまっていて、深まりがなく、A教員はため息をついていた。次の実習でも同じ学生がB教員に同じような指導を受けていた。A教員は、「自分はちゃんと教えたのだが」とやるせない気持ちになっていた。伸びない学生の姿があるのは、教員の指導内容や方法が不足しているのではないかという声もあった。

　この頃は、網羅的に情報収集し、全体像を把握した上で看護診断を明確にし、個別性のある看護計画の立案、実施、評価という緻密な看護過程を展開することに重点が置かれていた。評価表は行動目標で表され、5段階で評価していた。設定された学習内容を学習しているか、十分なアセスメントの内容が記録されているか、的確な看護診断名の設定、アセスメントの整合性、問題の優先度の妥当性、看護計画に個別性が表現されているか、実施と評価がつながっているか等が評価の上で重視されていた。しかし、教員はこれでアセスメント能力が十分に育成できているのかがわからず、また看護診断名では表現しきれない患者の反応を看護診断名に当てはめているような疑問や違和感を感じていた。5段階評価でも、「よくできた」「できた」「できない」の評価基準が曖昧であり、教員間でも意見が分かれることもあった。母体病院は急性期病院であり、患者の在院日数が減少していく中で受け持ち患者が変更になるたびに、一から看護過程の展開をしなければならないことで、評価しづらくなり、学生は経験が広がる喜びよりも、負担感が増えるような状況が多くなっていた。また、教員はよりよい実践をしようと取り組んでいる学生の姿やそのプロセスが評価表には反映しづらいジレンマを感じるようになっていた。

②ジレンマ解決のため、教育方法から導入

　日本赤十字社事業局看護部は、看護師養成120年目の節目に、看護や教育を未来に向かって発展させるため、省察的実践者には何が必要なのかをあらためて問い、2008年省察的実践者のキャリア形成に関する検討会等で議論の上、リフレクションを人材育成のキー概念に位置づけることとした（赤十字施設の省察的実践者育成に関するガイドラインより一部抜粋）。この頃から全国の赤十字看護専門学校の副学校長と教務主任を対象にリフレクションに関する研修会が開催され、学ぶ機会が増えた。当時教務主任をしていた私は、教員主導の教え込む指導型の教育を転換する方法として、その人の経験から出発し、経験知と形式知を合わせて大事にするリフレクションの考え方に共感した。またリフレクションは他者との相互作用の中でより深まるとされ、学生も教員もオープンマインドで正直に実践に向き合い、互いに学び合う姿勢が大事であるという考え方にも刺激を受けた。

　2009年には、学生の主体性を伸ばす新しい教育方法の導入プロジェクトを立ち上げ、論理性と創造性の両方を行き来して思考する、1960年代後半に開発されたマインドマップに興味をもった教員の主導で、マインドマップを導入した。他の教員もマインドマップの面白さに魅了され、様々な場面で活用するようになった。2011年にポートフォリオ学習、リフレクションの考え方を臨地実習に導入した。とくに実習記録を大幅に変更し、実践の振り返りにはリフレクティブジャーナル（第Ⅳ部3参照）を導入し、指導型実習から経験型実習への転換を図るべく、教育方法の導入を図っていった。

③ルーブリックの導入のきっかけ
　　──綿密な看護過程の展開実習からの脱却・指導と評価の一体化

　2011年、経験型実習へ転換を図ったものの、それまでの看護過程にとらわれた実習記録を完全には捨てきれず模索していた。マインドマップやリフレクティブジャーナルを通して、学生との対話を重視し、学生の感情・考え方・価値観・看護観がよく見え、価値があるということがわかり、経験と知識を結びつける教育実践に徐々に変化していった。学生も意欲的に学ぶ様子が見られ、中間評価や最終評価の場面でも学生の考え方や学びのプロセスがとらえやすくなった。また教員も対話を通じて教材化する力が伸び、学生の成長を感じることでともに学び合う意味が実感できるように変化してきた。しかし、実習評価表は大きくは変更できていなかったため、指導と評価が乖離していることが問題となり、新たな評価方法を導入する必要がでてきた。

　この頃、学習の目当てを持ち、指導と評価の一体化を図り、真正の評価をするべく、パフォーマンス評価が看護教育界でも注目されるようになり、その方法としてのルーブリック導入についての研修会が開催されることが多くなった。2013年には、

教員全員でルーブリックの研修会に参加し、ルーブリックの作成に取り組むことにした。

（3）作成過程

①期待する卒業生像に近い統合実習のルーブリックの作成

　2013年、まずは期待する卒業生像に近く、学生最後の実習である統合実習のルーブリック（表3.1.1.1）の検討を始めた。しかし、作成過程であまりに評価項目が多くなり、疑問が生じ、2014年に京都大学大学院教育学研究科准教授（当時）の西岡加名恵先生にご相談し、「そもそもどのような力が身についた学生を育てたいのか」という問いをいただいた。

　再考したルーブリック（評価基準）（表3.1.1.2）では、実習目標を元に身につけたい能力を観点として定め、学生にもわかりやすくするために、観点は6つに絞った。またレベルは4段階とした。これに加えてチェックリストも用意し、2種類で構成することにした。2種類で構成した理由は、ルーブリックだけでは、抽象的なので、具体的に何がわかればよいのか（知識・理解）、何が考えられればよいのか（思考・判断）、何が表現できればよいのか（技能）、どのように取り組めばよいのか（関心・意欲・態度）を学生・指導者側にもわかりやすくし、指導と評価の一体化を図りやすくするためであった。よってチェックリストはあくまで学習ガイド的な意味合いを持つこととチェックリストつぶしにならないように留意した。このような試行錯誤の上、2014年度の統合実習より、ルーブリックを導入した。統合実習のルーブリックを導入したことで、学生は自己評価しながら実習を進め、中間評価や最終評価では、自分の到達状況やそのプロセス、課題等が述べやすくなった様子であった。教員や指導者も到達度、学生の強み、課題等が見えやすくなり、手ごたえを感じていた。

②各領域別のルーブリックの作成

　2014年、教員全員で統合実習のルーブリックを作成し、作成過程が共有できたことで、今後の方針として、全領域の実習ルーブリックを作成すること、基本的に領域担当者が作成し教員会議において全員で検討することを決定した。その際、教育目標、期待する卒業生像から、学校として育てたい能力の観点をどの実習でも共通で含むことにした。その観点は「省察的思考力」「自己教育力」「看護観」の3つであった。その他の観点は、実習目標に照らして育成したい能力を表すことにした。

　各領域の中でも基礎看護学実習があとに続く実習にも影響するため、基礎看護学実習から検討を始めた。老年看護学実習領域では、実習施設の管理者、実習指導者、教員で学生の学びが表れているカンファレンスの記録をもとに、学生の言葉から学

表3.1.1.1　最初に作成した統合実習のルーブリック案（一部抜粋）

学習活動	評価規準	具体的な評価規準	A（80点）5点	B（60点）3点	C（30点）1点
1. 看護チームの一員として、複数患者を受け持ち看護を実践する。	関心・意欲・態度①	複数の受け持ち患者のニードや問題を解決しようとしている。	受け持つ全ての患者のニードや問題を捉え、解決しようとしている。	問題を解決しようとしているが、患者のニードに治えていない。	複数の受け持ち患者のニードや問題を解決しようとしていない。
	関心・意欲・態度②	看護チームの一員として、チームの状況を捉えようとしている。	看護チームの一員として、チームの状況を捉えようとしている。	促されながらスタッフに関わり、状況を捉えている。	病棟の状況に関心を示さない。
	関心・意欲・態度③	看護をする上での自己の価値観・看護観を見つめようとしている。	自己の価値観や看護観について、日々リフレクションしている。	自己の看護実践は振り返るが、自分の考えを示さず、リフレクションしようとし ている。	自己の価値観や看護観を追求しようとせず、リフレクションしていない。
	思考・判断①	根拠をもって優先順位を決定している。	①患者の状態や看護チームの状況から出来事の成り行きや及ぼす影響を考えて判断している。	①患者の状態もしくは、看護チームの状況から出来事の成り行きや及ぼす影響を考えて判断している。	①出来事の成り行きや及ぼす影響が考えられない。
			②患者にとっての安全や安楽を考えて判断している。（生命の危機的状況、安寧を妨げるもの、起こりうる危険性が高いもの、基本的欲求など）	②患者にとっての安全や安楽を考えて判断している。（いずれか一つ以上）	②患者の立場で安全や安楽を考えていない。
	思考・判断②	より良い看護実践のために、実践した中での気がかりな場面について、一連のリフレクティブ・サイクルを意識して振り返っている。	事実の描写が具体的で、自己・他者についてよく分析・考察されており、個別的かつ今後の方向性が深く考えられている。分析・考察の際には、既習の知識を用いている。	事実の描写や分析・考察が述べられているが、内容が浅く、今後の方向性も一般的な内容に留まっている。	出来事は述べられているが、分析や考察がない。
	技能①	優先順位と時間管理を考えて、行動計画を立案できる。	優先順位に沿って、一日のタイムスケジュールを具体的に効率よく立案し、必要時修正することが出来る。	具体的、効率的に立案できるが一日のタイムテーブルを立てている。	タイムテーブルが立てられない。
	技能②	相手の状況や事情を理解し、連絡・相談・報告をする。	①観察したこと、実施したこと、アセスメントしたこと、疑問に思ったことを、確認すべきことをタイムリーにチームメンバーに連絡・相談・報告が出来る。②適切な内容を適切な人に、連絡・相談・報告する。	①観察したこと、実施したこと、アセスメントしたこと、疑問に思ったこと、確認すべきことを連絡・相談・報告できるが、タイムリーさに欠ける。②適切さに欠けるが、連絡・相談・報告が出来る。	①連絡、相談、報告すべきことをしていない。②連絡・相談・報告ができない。
	技能③	看護チームと協力して、援助が実施できる。	①タイムテーブルを意識しつつ、状況に応じて安全、安楽に実施できる。②割り込みや変更状況に応じて、チームメンバーと協力して実施できる。	①タイムテーブルに沿って行動しているが、状況に応じて安全、安楽に実施できる。②割り込みや変更状況に対して、妥当性に欠けた対応をし、チームメンバーへの協力が求められない。	①計画性がなく、行き当たりばったりな行動をとる。②状況に応じた対応が出来ない。
	知識・理解①	看護チームの中で、自己のおかれている役割や及ぼす影響について理解している。	①体験を通して、自己のおかれている役割や及ぼす影響について述べることが出来る。	①看護チームの中での自己の役割や責任について述べているが、具体性に欠ける。	①自己の役割や責任について述べられない。

表3.1.1.2　再考した統合実習のルーブリック

レベル / 評価項目	1. 複数患者への対応 優先順位の判断力	2. 患者への看護実践力	3. チームの一員としての行動	4. 省察的思考力	5. 自己教育力	6. 看護観
評価資料	対象への関わりの様子／担当看護師への報告・相談 連絡・相談／リフレクティブ・ジャーナル／カンファレンスでの発言～タイムテーブルの見直し／行動計画表～相談・援助／対話	対象への関わりの様子／担当看護師への報告・相談／リフレクティブ・ジャーナル／受け持ち患者記録（看護計画等）の発言／ポートフォリオ／カンファレンスでの発言／対話	対象への関わりの様子／担当看護師への報告・連絡・相談／カンファレンスでの発言	リフレクティブ・ジャーナル／対象への関わりの様子／カンファレンスでの発言／対話／受け持ち患者記録（看護計画等）の発言	対象への関わりの様子／カンファレンスでの発言／ポートフォリオ、インパクト／受け持ち患者記録（看護計画等）の報告・連絡・相談／担当看護師への報告・連絡・相談／看護技術習得ファイル	対象への関わりの様子／リフレクティブ・ジャーナル／カンファレンスでの発言／受け持ち患者記録（看護計画等）の発言／受け持ち看護師との対話／1/2成長報告書、レポート
4	複数の患者と病棟の状況を踏まえて、優先順位を判断する意識を持つことができ、自分の意思を示して行動することができる。	受け持ち患者に対して、看護計画を念頭に置きつつ、その場の患者のニーズを捉え、個別性をもって安全・安楽を示して援助することができる。	自分の計画したことについて責任をもって誠実に実施できる。チームの一員としての意識を持ち、自分の行動がメンバーにも与える影響を考え、メンバーとしてリーダーシップを発揮することができる。	関わりの場面を客観的なデータも含めて客観し、より良い看護を実践に活かそうとしている。関わりを通して自分自身を振り返り、対象の理解を深めながら、次の援助に活かしている。	対象に合わせてより良い看護実践に向けて、意欲的に知識を深め、根拠を持って援助している。自己のビジョン・ゴールを意識して、実習目標や援助の目標を立案し、自己の課題の解決に向けての行動を示している。	自分が看護で大切にしたいことについて、日々の看護実践の中で示している。体験から実感を伴う考えを表現している。自己の看護観を基に、様々な意見を取り入れながら自己の看護観を深めようとしている。
3	複数の患者の状況を踏まえて、患者にとっての看護目標は諳まえていないが、その場のニーズに対応できるが、個別性がない。優先順位を自分で考える性がない。	受け持ち患者に対して、患者にとっての看護目標は諳まえていないが、その場のニーズについて、安全・安楽に援助できる。	自分の行動がチームメンバーの一員として、チームのメンバーとしてリーダーシップを発揮しようとしている。自分の行動がチームメンバーに与える影響を考え、メンバーとしてリーダーシップを発揮しようとしている。	客観的な省察はバイスや他者の意見から省察の視点を広げている。関わりを通して自分自身を振り返り、振り返りを次の行動に活かしている。	知識と実践のつながりが浅いが、対象に合わせて看護実践をしようとして自己学習している。自己のビジョン・ゴールや、日々の実習目標や援助目標の立案に向けて、意識して取り組んでいる。	自分が看護で大切にしたいことについて、看護実践の中で示している。体験に基づいて自己の看護観を表現している。意見を参考に考えようとしている。
2	自分ができることや目の前のことに対して行動しようとしたり、あるいは決められた状況であるが精一杯で、行動の根拠を考えて自分の考えがある。	受け持ち患者の情報を収集し、必要な援助が何か捉えようとし、原理原則に基づいて援助しているが、応用が難しい。	自分が計画したことについて実施することができるが、根拠が薄い。チームメンバーに対して、どのような影響を与えているか考えられているが、行動が伴わない。	関わりを通して内容を振り返りは行っており、自分なりの工夫をして実践しているが、客観的な視点やアドバイスが次の行動に活かされていない。	自己学習した内容を活かしきれておらず、自己の行動・判断の根拠が乏しい。日々の実習目標は示しているが、ビジョン・ゴールも意識できていない。	様々な意見を参考にしたり、看護観を追求するには至っていない。日々の看護実践から自己の看護観に基づいて看護観を持つには示していない。
1	行動に自分の判断や考えはなく、全てを行き当たりばったりであったり言われたことを、他者から言われたりして、実行している。	受け持ち患者の情報を収集し、必要な援助は何か捉えているが、安全・安楽に援助できていない。	自分の計画したことについて計画的にも実施できない。チームの中での自己の役割がなく、自分の行動がチームメンバーへどのような影響を与えているか考えられない。チーム内での出来事や患者の状態に全く関心を示さない。	振り返りの内容が自分中心で、客観的な視点から捉えられず、対象にとってのより良い関わりに繋がっていない。	日々の援助は実践しているが、実習目標や援助の根拠と繋がっていない。自己の目標と繋がっていない、ゴールは示しているが、日々の実習と繋がっていない。	看護に対する自分の考えを述べているが、体験に基づいていず、日々の行動とも繋がっていない。

びの意味を解釈するというワークを３日間かけて行い、そこで抽出した言葉から実習全体の学びのマトリックスを１日かけて作成するという方法をとった。

　その後は作成しては教員会議で、実習で学ばせたいことの内容や順序性、到達レベルについての記述内容等を検討していった。本校の教員は母性看護学実習と小児看護学実習以外の実習は自分の領域以外の実習指導を担当するため、各自の経験を活かして意見を出し合うことができた。それによって現実の学生の到達度を反映した内容になっていった。もっとも高いレベル４には８割の学生が到達することをイメージし、理想が膨らみすぎて、学生の実際の姿より高いレベルにならないようにすることにも注意した。

　このような過程で2016年には全領域のルーブリックが完成した。その後は、講義や演習での導入を図ることにし、基礎看護学の実技テストや看護研究や看護統合演習のルーブリックを完成させた。活用後はその年度の実習や演習が終了するたびに見直しよりよいものへと変化させている。

　③長期的ルーブリックの導入

　本校のルーブリック導入は、カリキュラム全体の評価から取り組んだわけではなく、現状の課題を解決するための方法論として取り組んできた。本来はカリキュラム全体を評価した上で、３年間を通しての教育目標に到達させるための教育方法として構築できるのが理想的であると理解していても、科目編成にかかわることなので、そこには着手できずにいた。

　マインドマップ・リフレクション・ポートフォリオ・ルーブリックという４つの教育方法を本校の特徴的な教育方法、「KYO2-Rainbow（京二教育メソッド）」として体系化を図り、形は整ったものの、これらの実践と教育目標全体の評価の視点が合わなくなってきたことが次の課題となった。年に２回ほど、学生の教育目標の自己評価に使っていたものは、細かな行動目標の到達レベルが示されたものであり、ルーブリックを用いてリフレクションしながらメタ認知を強化するような日々の教育実践とは明らかに乖離していた。

　そこで2017年ディプロマ・ポリシー到達のための長期的ルーブリック作成に着手した。長期的ルーブリックの作成においては、今までの教育目標に含まれていた構成要素とクラス活動やボランティア活動、学校における様々な場面で教員が学生に伝え、育もうとしている能力を教育目標とも照らし合わせて「赤十字プライド」「対人対応力」「協働する力」「自己教育力」「省察的思考力」「看護実践力」「看護観」の７つの観点（規準）を設定した（第Ⅱ部１の表2.1.1参照）。基準はアドミッション・ポリシーからディプロマ・ポリシーへのつながりを表し、５つのレベルで表し、本校が目指す卒業生像に向かうルーブリックが完成した。これによって学年ごとに到達するレベルではなく、学生個々が３年間かけて、また卒業後もどのような姿を

目指してキャリア形成を図っていけばよいのかの指標を作ることができ、ようやく方法論と目指すところを合致させることができた。

（4）パフォーマンス評価導入後の変化・成果
——教員も学生も必要な能力育成を目指す教育へ

　本校のルーブリック導入は、指導型教育から経験型教育へと、教育の方向性を大きく転換させる取り組みであった。導入した当時の教員は現時点では4名である。学校の方針を理解した教員経験者が臨床に戻り、実習指導を支えてくれていることの意義は大きい。導入後に学校に配属された教員は、作成過程を経験しておらず、既存のルーブリックを用いて実習指導をすることになるが、配属された際に、教育方針やルーブリック導入の意義について説明を受けていること、ルーブリックの観点については、教育目標や実習目標と関連させた内容となっていること、チェックリストもあることから、何のために何を学ばせたいかが理解しやすく、臨床の現場で起こっている状況の教材化に役立っている。

　行動目標に基づいた実習指導をしている教員から見た変化について、もっともよかった点と考える点は、教え込む教育から脱して、学生の経験していることから出発し、実習記録重視ではなく、対話しながら学生の経験を教材化し、一緒に目標に向かうことができるようになったこと、それにより学生が意欲的に学ぶようになり、教員にとっても実習指導の面白さが増したことである。ルーブリックがあることによってコロナ禍で学内実習になっても、目指す教育のブレが生じなかったことも大きな成果であった。学生の変化としては、ルーブリックがあることで、自己評価しながら、自己の到達状況や課題を理解しながら実習を進めることができることである。ときには、学生の自己評価と指導側の教育者による評価がずれることもあるが、その際にルーブリックやチェックリストを一緒に確認することで、学生が理解しているつもりでも、理解できていないことが明らかになったり、学生が意図することと指導側の意図することがずれていたことが明らかになったりして、そこを共通理解した上で、学生が看護の方向性や課題について再度考えるために役立っている。

　臨床の指導者には、年度初めの指導者会議で、学校の教育方針やルーブリックについて説明しており、一定の理解は得られている。日々の指導や評価会などでも対話から学生に気づかせるような工夫をし、学生がいきいきと実習ができるように環境を整えようとし、学生の学びを支援する指導方法を実践しようとしている。

（5）今後の課題

　2022年度入学生から導入された第5次カリキュラム改正を機に、本校も全体のカリキュラム評価を行い、再度目標と方法の一貫性を見直すことができた。臨地実習については整ってきたが、パフォーマンス課題を設定するような授業設計になっ

ていない学科目も多いので、今後は長期的ルーブリックのマクロな視点と、それぞれの科目の到達したい能力のミクロな視点の関連性を考えながら、パフォーマンス課題を導入する科目を考えていく必要がある。よって、今後は新カリキュラムの考え方を反映した講義や演習のルーブリックの開発にチャレンジしていきたい。

（小田初美）

1－2　「逆向き設計」論に基づくパフォーマンス評価の追究
──看護教育のゴールの実現に向けて

はじめに

　本節では、筆者が伝統的な目標細分類による行動目標の評価の限界に直面した臨地実習をきっかけに、「何のために」「何を評価するのか」検討を重ねてパフォーマンス評価を導入し、試行錯誤を重ねながら現在のカリキュラムの再構築に発展したプロセスについて、黎明期、創成期、最盛期の3期に分けて解説する。

　これら3期の概要については、糸賀（2017、p. 173）で説明をしているため、本節では①パフォーマンス課題とルーブリックを導入することによって、看護教育が目指すゴールが変わること、②指導と評価を一体化した「真正の評価」のためにルーブリックを活用すること、③評価を変えることによってカリキュラムが改善され、教育の質の向上、教師の力量が形成されることについて述べる。

　なお、本節はパフォーマンス評価のための道筋を示すものではない。「逆向き設計」論の研究者、ウィギンズ（Wiggins, G.）とマクタイ（McTighe, J.）（2014、p. 9）は「一歩ずつ従うべき手引きなどは、教育においてであれ建築においてであれ、よい設計と正反対のものである。」と述べているように、本節で述べる経緯にそってパフォーマンス評価を導入する必要はないし、推奨もしない。なぜならば、パフォーマンス評価が必要であるかどうかは、自校が目指す看護教育のゴールによって決まるからである。よって、どの入り口から入っても最後は自校が目指す教育に到達すればよいことを前提に解説する。

（1）本校の特徴と育てたい学生像

　あじさい看護福祉専門学校（以下 ANJ と略す。2024年4月1日より中部国際医療学院に校名変更）は、3年課程（1クラス40名）の看護師養成校である。学科長、教務主任を含めて8名の専任教員と、実習担当の非常勤1名で、そのうち5名が本校の卒業生である。専任教員は各領域の講義を担当しながらクラス担当、実習担当の役割を担っている。

　地域・在宅看護論実習、小児看護学実習の一部以外はすべて関連法人の施設で行っている。6名の教員は実習施設で勤務経験があるため、臨床現場と円滑なコミュニケーションができており、協力体制が整っている。さらに、専門基礎科目、専門科目の非常勤講師の多くが実習施設の医師、看護師であることから、卒業後を見据えてともに働く仲間を育てるという思いで授業をしており、実践的な実習への理解・協力と支援が得られている。

　恵まれた教育環境の中で、ANJ は「共生と創造」という学校理念のもと、「一人

ひとりの健康への願いに寄り添う看護の実践家を育成する」教育目的に向かって、「自ら課題を発見し、主体的・自律的・探究的に看護師らしく考え行動する」教育を目指したカリキュラムを構築している。

（2）パフォーマンス評価導入——黎明期（2007年〜2010年）

　パフォーマンス評価を導入するきっかけは、学生が臨地実習で「学校で教えたことをそのまま患者に行う」ことが「看護」にならない場面に直面したからである。臨地実習で全身清拭を実施していた学生が何度も「首を拭かせていただきます。よろしいですか？」「腕を拭きますので、病衣の袖から腕を抜きます。よろしいですか？」と患者に説明、確認、同意を得ていた。清拭の途中から患者は返事をしなくなり、清拭を終えることには疲れ果てていた。あるときは、ICUで術後1日目の患者にウォッシュクロスを持たせて「顔を3の字に拭いてください」と言う場面もあった。

　さらには、看護過程の展開の実習記録が「書けていない」ことで実習単位を落としたり、「展開が早く記録が大変」な周手術期実習が始まる前に進路変更をする学生が複数出たことがあった。また、実習場で毎日カルテの内容を情報収集用紙に写していたり、看護計画まで立案できなければ看護を実践することを許されず、実習が終わりに近づくと「なにか1つは実践しないと看護計画の評価ができない」といって、自分の実習のために一つの項目、たとえば清拭や洗髪、足浴を実施しているような状況だった。

　このような実習を目の当たりにして、学生は臨地実習で本当に学んで欲しいことを学べているのか、教師はそれを評価できているのか、という疑問が湧いてきた。そこで、教員全員で「臨地実習でしか学べないこととは何か？」という問いを立て、それぞれの領域の実習の目標の見直しを行った。このときの実習の目標の見直しが、のちの目標と評価の整合性、実習の学習内容、求められている結果が達成できているかを承認できる評価（方法）から遡った実習方法の改善の始まりだった。

　実習の目標の見直しは、実習の現状と課題の検討から始めた。教員から出た課題は「情報がとれない」「アセスメントができない」「関連図が書けない」「看護診断ができない」「看護計画が立案できない」といった「記録が書けない」課題が多く、次いで主体的な学習ができないという内容だった。

　まず、記録が書けないという課題から、「記録を書くことが臨地実習の目的なのか」「記録が書ければ看護を学べるのか」「看護計画を立てなければ看護ができないのか」という問いを立てて議論した。そして、各領域で「当該実習でしか学べない看護」とはなにかについてラベルに書き出し整理した結果、「学んで欲しい」ことの中に、実習の目標、学習内容、方法が混在していることが明らかとなった。この段階で「看護過程の展開」は看護の方法論であって、それ自体が実習の目的でも

ゴールでも、看護実践能力を培う方法でもないことを共通理解し、「○○期の患者の看護過程の展開ができる。」という実習の目標の見直し、何を評価するのか、どのように評価するのかという評価の見直しが始まった。

　実習の目標と学習内容が明確になったところで、目標に到達するための「実習方法」について検討した。当時、学生が主体的に学習をしないのは、学習意欲や動機付けに問題があると考えていたため、教育方法の問題として捉えて解決策を模索していた。そのため、学生自身が実習の目標とゴールを設定し、ゴールに到達するための方略を考え、自分で必要な学習をするプロジェクト学習とポートフォリオを取り入れた。学習（実習）方法の変更によって、学生が主体的・自律的に実習に取り組むようになった。

　しかし、「実習方法」だけを変えたことによって、それまで使っていた「看護過程の展開」の行動目標の評価が使えないという問題に直面した。さらに、実習記録を直接指導することにとどまり、看護の実践を重視して何を、どう評価するかまで検討していなかったため、実習の目標と評価の整合性、目標と実習方法の一貫性がないという重大な問題に直面した。

　また、教員は学生に何を学んで欲しいのかがわかっていても、実習要綱や評価には、学習内容と到達レベルが明示されていなかった。実習中の主体的・自律的学習の結果として、「何（看護の実践）が、どの程度できればよいか」という評価の尺度や学生が目指す看護の指標が示せていなかったのである。

　さらに、ポートフォリオを作るだけでは学生の学びや理解の深まりを評価することができないことが判明した。そこでリフレクションを導入した。そして実習方法の変更に合わせて評価の見直しを行い、旧来の行動目標ではなく、パフォーマンスを評価するためにルーブリックに変更した。しかし、この当時のルーブリックは行動目標の影響を強く残したもので、行動目標の項目を列記して5つできればA、3〜4つはB、2つ以下はCというように、できた数を尺度にしていた。看護の質を評価する「尺度」で試行錯誤し、テキストの内容をそのままルーブリックにしたために、本当に患者が求める看護と教師が求める実習のゴールが不一致だった。

　黎明期の行動目標の影響をうけていたルーブリックは、「何をするか」「何を学ぶか」という教育側の論理で作られていた。そのため、ルーブリックを道標に看護を実践しても患者の個別のニーズや、状況に対応させた実践に繋がらない課題に直面した。

（3）パフォーマンス評価活用——創成期（2010年〜2013年）

　実習科目の目標と実習方法の変更は、必然的に評価の見直しへと展開した。実習で本当に学んで欲しいことが学べているかを評価するには、当該実習の目標に対応して「どのような看護がどの程度できればよいのか」や「理解の内容と深まりが患

者のニーズや状況に応じた実践とどうつながっているのか」を評価するには、看護の実践が不可欠だった。

　そこで、当該実習でしかできない、学べない「看護実践」を学習活動にして、学習活動における学生のパフォーマンスを評価するために、患者側の論理で、患者目線の看護の質を表す記述語でルーブリックを作り直した。このときが、本当の意味でパフォーマンス課題とルーブリックに変更した実習の再構築の始まりである。

　評価の見直しにより実習指導計画が大きく変わる。それまでは看護過程の展開の項目から（患者の状況とは関係なく）週案、日案があり、行動目標と指導内容を列記していたが、「指導と評価の一体化」を重視するパフォーマンス評価では、学生の学習活動（看護の実践、パフォーマンス）毎の支援と学習内容に変更する必要があった。学習活動を看護の実践にしたことによって、「どのような質の看護ができるようになっているか」、パフォーマンスに対応したルーブリックを示すことができるようになった。その結果、学生と個々の患者の状況や実習状況に柔軟に対応した看護の実践と評価が可能となった。

　また、学生にとってはルーブリックを道標に患者に最善の看護を実践するため、主体的に学習をしたり、実習計画を立てたり、計画を変更したり、自己評価しながら自分の課題を自己認識し、自律的、探究的な学習ができるようになり、自己学習力・自己評価力・自己成長力が向上した。

　実習の目標とゴールが変われば、評価が変わる。創成期は、実習の目標と評価の整合性を高める時期だった。ルーブリックは、学生のパフォーマンスを評価するために目標に準拠して評価規準と尺度を記述語で現すものである。言い換えると、自校が目指す実習の目標とゴールがパフォーマンスでないのであれば、パフォーマンス評価をする必要はない。ANJの実習の目標とゴールがパフォーマンス評価を必要とすることを再確認したことで、講義・演習においてもパフォーマンス評価が必要なのか、単元・科目の目標の点検を始めたことでカリキュラム全体の改善が始まった。

（4）パフォーマンス評価展開——最盛期（2014年～2023年現在）

　旧来の「教えやすい」やり方で、テキストの目次を網羅的に教え、覚えさせ、テストをしても臨地実習の場で効果的に活用して看護ができなければ、「学んだ」ことにはならない。看護の実践を通して看護を「深く理解」するためには、講義・演習の見直しが必然だった。そこで、実習のゴールから講義・演習の内容、方法を点検・改善をした。それが、単元設計（「ミクロな設計」）と長期的な指導計画（「マクロな設計」）の往還（西岡、2017、pp. 12-14）による「逆向き設計」論のカリキュラムの始まりだった（「逆向き設計」論については第Ⅰ部を参照）。

　学習内容の重複を整理し、当該科目で教えるべき重要な内容だけを残しながら単

元・科目の「知の構造」を捉えるプロセスは、テキストを「網羅」するカリキュラムからテキストの「看破」を目指すカリキュラムへと発展した。つまり、パフォーマンス課題を効果的に用いて、既習の知識を使ったり、関連づけて課題に取り組んだり、不足な内容を探究しながら理解を深めるカリキュラムの再構築である。

　さらに、専門科目の中で沢山のパフォーマンス課題を使うようになったことで、パフォーマンス作品の提出日が重なったり、他の筆記試験と重なったりするなど、学生の負担が大きくなり、本来の目的である学習の成果にばらつきがみられるようになった。そのため、パフォーマンス課題とルーブリックが必要なのかどうか、目標とパフォーマンス課題、学習内容を再検討した。

　たとえば母性看護学の科目で「妊娠から分娩までの心身の変化をまとめなさい」といった内容はテキストをまとめる課題であって、パフォーマンス課題ではないと判断して除外した。また、パフォーマンス課題の完成期日を最終講義から1週間後にしたり、複数の課題の完成期日が重ならないよう、時間割を調整するなどの配慮を行った。さらに、科目・単元の目標とパフォーマンス課題、ルーブリックの整合性がなく目指すゴールに到達できていない時は、学生に不利益にならない配慮をして最終評価のルーブリックを改善した。学生の作品を評価しながら、必要なときには、次年度のパフォーマンス課題とルーブリックの改良も同時に行い評価の改善をおこなった。

　講義・演習の目標と評価の見直しも、カリキュラムの見直しも、実習の目標との整合性の確認から始まる。紆余曲折を経て、実習目標、「本質的な問い」「永続的理解」、パフォーマンス課題を変更し、母性看護学実習の実習要綱を変更した（表3.1.2.1）。

　修正前の評価基準の尺度は、産褥期の看護の方法になっている。しかし、このような方法ができれば、よい看護ができたという評価にはならない。そこで、褥婦にどのようなよい結果をもたらせたのかを評価できるよう、改善した。学習活動や活用する知識・スキルは変わらないが、看護の成果を評価の尺度にすることによって、ANJが目指す「看護ができる実践家を育成する」教育の目的とゴールが一致した。

　以上述べてきたように、最初から完璧なパフォーマンス課題とルーブリックができたわけではない。実習の評価と改良を繰り返しながら徐々に目標が絞り込まれていった。目標との整合性が高いパフォーマンス評価をするためには、やりながら見直し、修正をくり返すことしかない。そのとき、つねに修正の軸を重点目標と「本質的な問い」におくことは言うまでもない。ときには重点目標や「本質的な問い」の修正が必要になることもある。本当に学んで欲しいゴールが定まっていれば、そこに向かう道は様々でもいつかゴールに到達する。

　学生の自律的な学習を促進し、知識を総合させながら「理解」を目指すパフォーマンス課題とルーブリックは学生の意欲と教育の質の向上に繋がる。しかし、講

表3.1.2.1　「命を育む人の看護実習」（母性看護学実習）修正前・修正後の評価基準対照表
　　　　　（一部抜粋）

《修正前》

学習活動	学習活動における具体的な評価規準	評価資料	評価基準			ポイント
			A（14点）	B（8点）	C（3点）	
２）産褥期にある人の看護を実践する。 ・身体的変化の観察 ※全身状態（栄養状態、疲労の状態、感染徴候、排泄、浮腫、検査データ）の観察 ※子宮の復古、創傷の治癒過程、悪露の観察 ・活動・休息の援助 ・産褥期の不快症状の緩和 ・感染予防 ・産後の身体の回復に対する自己管理の指導	（3）産後の身体的回復や健康の維持、増進のための看護を実践している。	観察 PF RF 対話 看護計画	妊娠期・分娩期の経過から産褥期への影響を予測し、順調な経過をたどれているかをアセスメントして、クリティカルパスを活用しながらよりよい経過や正常の逸脱に応じた看護を具体的に計画し、受け持ちの褥婦の身体の回復が促されるように指導、援助をしている。	妊娠期・分娩期の経過の情報をまとめているが、産褥期への影響についてのアセスメントが不足し、現状の状態について正常であるかを判断し、クリティカルパスを見ながら、その日に必要な看護を考えて、計画し実践しているが個別性に欠ける。	妊娠期・分娩期の経過の情報をまとめているが、産褥期への影響についてのアセスメントがなく、現在の状態について正常であるかを判断しているのみで健康促進の援助の必要性を感じていない。	□産褥期の生理 □経時的、経日的な観察と比較 ・退行性変化 ・進行性変化 ・セルフケア能力 □クリティカルパスの活用 □正常な経過をたどるための看護計画 □生殖器系の治癒過程の促進 □不快症状の緩和 □疲労回復の援助

《修正後》

学習活動	学習活動における具体的な評価規準	評価資料	評価基準			ポイント
			A（16点、＊20点）	B（12点、＊15点）	C（3点）	
１．産褥期にある女性の産後の回復と母乳分泌を促す看護を実践する。 ・基本的欲求の充足 　活動・休息・食事 　排泄・清潔	（1）褥婦の状況に合わせて産後の回復を促す援助を実施している。	観察 PF RF 対話 看護計画	褥婦の状況に応じて、不快症状を緩和し、基本的欲求の充足をはかりながら、子宮復古を促進している。	子宮復古の促進をはかろうとしているが、受け持ち褥婦の状況に応じていない。	褥婦の産褥経過を見ているだけである。	□産褥期における身体的変化 □退行性変化 □子宮復古に関わるホルモン動態 □親役割獲得過程 □疲労回復の援助 □不快症状の緩和 □産褥体操の効果 □文化的背景
・子宮復古の促進 　子宮底／悪露／創傷部位の観察 　離床・排泄の促し 　産褥体操 　直接授乳の促し 　感染予防 ・褥婦のセルフケア能力の確認・情報提供 ・母乳の分泌の促進	（2）褥婦の母乳分泌状況に応じた援助を実践している。	観察 PF RF 対話 看護計画	褥婦の母乳分泌と乳房の状態から、褥婦の希望に応じて母乳分泌の促進や不快症状の緩和を行っている。	母乳分泌の促進や不快症状の緩和を行っているが褥婦の希望や乳房の状態に応じていない。	褥婦の母乳分泌の経過を見ているだけである。	□進行性変化 □母乳分泌に関わるホルモン動態 □褥婦の母乳育児に対する考え方 □乳房トラブルの要因と予防・対処法 ・早期授乳・自律授乳・頻回授乳 ・乳房緊満に伴う不快症状の緩和 ・乳房トラブルの予防と対処

義・演習のパフォーマンス課題で培われた力や「理解」がそのまま臨地実習の看護実践に反映されるわけではない。学内で培える「理解」や自己学習力、実践力は、学校という環境、教師と学生の相互の中で育まれることによる限界がある。

　たとえ講義・演習でリアリティのあるパフォーマンス課題に取り組んだとしても、刻々と状況が変化する臨床現場では、患者や周囲の状況に合わせて行動しながら連携・協働して最善を尽くすためにはさらに高い能力が求められる。そのため、講義・演習のパフォーマンス課題と臨床現場で求められるパフォーマンス課題（患者の看護の実践）を「本質的な問い」の入れ子構造（西岡、2017、p. 21）にして、長期的ルーブリック（糸賀、2017、pp. 144-150）を作成し、卒業までに培う能力を明示した。

（5）成果と今後の課題

　実習の重点目標から「逆向き」設計でカリキュラムを再構築した結果、自校の教育理念・目的・目標・卒業生像と一貫性のあるカリキュラムが完成した。本節の最後に、成果と今後の課題をまとめる。

　パフォーマンス評価の教育的意義は、目標とパフォーマンスのゴール（評価）を決めてから、ゴールに到達するための最適な教育方法を選択するため、目標と評価の整合性が高まり、その結果教育の質が向上し、看護実践力が培われることである。そして、ベッドサイドで看護を実践するパフォーマンスに焦点を当てることで、講義・演習・実習の繋がりが重視されるようになり、学習内容の広がり・深まりと「深い理解」を目指すカリキュラム設計が可能となる。

　学生にとっての意義は、臨床現場で遭遇するようなリアルなパフォーマンス課題とルーブリックを活用することで、ばらばらの知識やスキルを総合し課題を解決する力が育つことである。さらに、パフォーマンス課題の評価の基準をルーブリックに明記することで、主体的・自律的・探究的学習が促進され、思考力・判断力を高めることができる。そして、ルーブリックの基準にそって自己評価することで、自己学習力、自己成長力が身につくことである。

　パフォーマンス評価を効果的に活用して教育の質を高めるための課題についても述べる。「理解を理解する」ことに失敗したまま、知識の「網羅」から抜け出せないままパフォーマンス評価を導入すると、実習のルーブリックに講義・演習の学習内容やスキルまで網羅する作業と化し、ルーブリックの基準が方法論のようなステップになる。そのため、パフォーマンス評価を活用する教師は、パフォーマンス評価が目指すゴールである「理解」―「理解とは、単一のゴールではなく、相互に関連する能力のひとまとまり―転移の6つの異なる側面―である。」（ウィギンズ・マクタイ、2014、pp. 99-125）―ことを正しく理解して活用する必要がある。

　2017年改訂学習指導要領（文部科学省）で、「学びに向かう力・人間性の涵養」「生きて働く知識・技能の習得」「思考力・判断力・表現力の育成」と、学習評価の充

実の方針（鄭、2017、pp. 51-54）が示され「資質・能力のバランスのとれた学習評価として、パフォーマンス評価を取り入れることが強調」（鄭、2017、p. 54）された。看護基礎教育においても、国が主導する教育の方向性を踏まえた評価の見直しが求められる。

　パフォーマンス評価は、旧来の行動目標によるチェックリストの評価とは異なる、もっとも高いパフォーマンスの評価（田邊、2022）への転換である。よって、看護教育の目標とゴールが高くなることを意味している。

　ANJではパフォーマンス評価の導入をきっかけに、自校の目標とゴールの点検（手段・方法と目的の区別）を行い、カリキュラム全体の見直しと改善によるカリキュラム・マネジメントが回り始めた。パフォーマンス評価の入り口は一人ひとりの教員の中にある。そして教員自身の内部に埋もれていた看護のあるべき姿とゴールが再発見されたとき、カリキュラムとして形づけられていく。

　看護師養成校の教員は全員が専任教員養成講習会を終えている。そのため、看護基礎教育のカリキュラム全体や、教育に関する基本的な知識や用語を学んでいるため、教育現場で直面する課題に対して教育的な観点で話し合いを重ねることができた。また、臨床現場での経験が豊かで、「どのような看護を実践してほしいのか」という問いに対する明確なゴールを持っていた。

　本校がパフォーマンス評価の導入をきっかけにカリキュラムの再構築ができたのは、つねに学校理念・目的と教員一人ひとりが目指す看護のゴール、教育内容、方法を点検し、必要なときにはタイミングを逸せず見直し、改善をくり返したことにある。看護と教育に対する弛みない教員たちの情熱がなければ今日のカリキュラムは誕生しなかっただろう。

　パフォーマンス評価を導入する秘訣を問われたならば、迷うことなく教員が目指す看護のゴールにあると答える。パフォーマンス評価を活用するにはブレない看護と看護教育のゴールが不可欠である。

（糸賀暢子）

1－3　育みたい実践能力を評価できるルーブリックの探究
——教員と指導者の協働

はじめに

　近畿大学附属看護専門学校（以下、本校）の実習評価が相対評価になっていた実情があり、看護の実践能力や実習目標にあった評価ができているのか疑問をもったことが、パフォーマンス評価を導入するきっかけとなった。ルーブリックを作成していく過程で、評価項目が目標と乖離していることに気づき、さらには実習における学生の行動すべてを評価しようと多数の評価項目を挙げていたが、すべての項目を評価する難しさにも気づくことができた。本節では、本校がパフォーマンス評価を導入し、ルーブリックを改訂してきた中で気づいたことを述べる。さらにパフォーマンス評価導入後の臨床指導者と教員の反応・変化についても述べる。

（1）本校の特徴と育てたい学生像

　本校は1学年80名定員の3年課程の学校である。教員数は15名、教員としての経験年数は5年〜30年以上と幅広く、教員経験の平均年数は約16年である。

　対象の健康状態に応じた看護を実践するための基礎的能力を身につけ、看護師としての役割や責任を自覚できる学生を育てたいと考え、日々学生と向き合っている。

　臨地実習のほとんどを母体である近畿大学病院で実施している。精神看護学実習、地域・在宅看護論実習は、他の施設で実習を行っている。卒業生の大半が近畿大学病院に就職していることもあり、臨床実習指導者には本校の卒業生が多い。また近畿大学病院とは、臨床実習指導者会議（年4回）と合同研修（年1回）を行っている。さらに合同研修とは別に、院内で実施している臨床実習指導者研修（年3回）では、本校の教員が講師やファシリテーターを務めるなど、密に連携を図っている。

（2）パフォーマンス評価導入の経緯

　本校は学生の実習評価を臨床実習指導者評価と教員評価の合計で算出する方法をとっている。パフォーマンス評価導入以前（2015年まで）の評価表（表3.1.3.1）は、知識・技術・態度の3側面に関する評価項目を挙げ、指導・助言の程度によって評定をつける評価基準を設けていた。さらに評価項目の中に、複数の評価指標を挙げていたため、一つの評価内容について複数の評価の視点が挙げられており、一つはできているが、他ができていない場合の判断に、臨床実習指導者のみならず、教員ですら迷うことが多く、評価者による差が生じていた。

表3.1.3.1　パフォーマンス評価導入以前の評価表（一部抜粋）

基礎看護学実習Ⅱ　評価基準

評価基準
4　主体的にできる
3　少しの指導・助言で改善できる
2　常に指導・助言が必要であるが改善できる
1　指導・助言を受けても改善できない

【技術領域】

	評価内容	評価内容の視点
計画	援助の目的や理由を表現できる	・対象の状態に合った援助の目的や理由を述べることができる。
計画	計画に基づき進めることができる	・その日の実習で達成したい行動についての目標が記載できる。 ・行動計画を具体的に記載することができる。 ・行動計画を基にした行動をとることができる。 ・対象の状況によっては教員・指導者と相談し、行動計画を変更することができる。
観察	観察する内容が述べられる	・対象の状態に合った観察内容が述べられる。
観察	援助時必要な観察ができる	・援助実施時に、必要な観察を行うことができる。
観察	症状の変化について観察できる	・助言を受けることで、自ら学習し症状の変化を予測し、観察できる。

　さらに評価は、学生個々の力をみる絶対評価ではなく、相対評価の傾向が強かった。グループ全体の評価がよいときはいいのだが、グループ全体の評価が悪いと、その中でまずまずできた学生を標準とし、その他の学生はそれより下位の評価をつけられてしまい、そのために不合格となったケースもあった。また、そのころの評価表は態度評価だけで全体の１／３を占め、学生の態度に問題があると、「もう卒業が近いのにこの態度では合格させられない。」と評価され、看護の実践能力以外の部分で合否が決まってしまい、科目目標の達成度とは違う別評価になっているのではないかと私自身が感じるようになり、数人の教員に疑問を投げかけると同様の意見を聞くことができた。

　そのうちの一人の教員が、パフォーマンス評価に興味をもち自己学習をすすめる中で、細尾萌子先生のことを知り、2013年、本校に来校いただき、教員研修を行った。研修後は、まず基礎看護学実習での導入を検討し始めた。細尾先生の研修を通して、パフォーマンス評価の意義については理解でき、導入については教員内で異論はなかったものの、作成にあたっては「難しい」と二の足を踏む中、基礎看護学担当は当時６～７名の教員がいたため「やってみよう」と作成を始めた。作成し始めたときは、元ある評価項目をそのまま評価規準とし、４段階の評価基準を作成した。そのため、最初にできたルーブリック（表3.1.3.2）は、評価項目が40以上

表3.1.3.2　初期に作成したルーブリック（一部抜粋）

基礎看護学実習Ⅱ　評価基準

【技術領域】

	評価内容	4	3	2	1
計画	援助の目的や理由を表現できる	助言があれば、自ら進んで、対象にあった援助の目的や理由を述べることができる。	助言のもと、対象に合った援助の目的や理由を述べることができる。	助言のもと、一般的な援助の目的や理由を述べることができる。	助言を受けても、全く述べることができない。
	計画に基づき進めることができる	助言があれば、行動計画をもとに、対象の状態を確認し、援助を進めることができる。	助言のもと、行動計画に基づき、援助を進めることができる。	助言のもと、行動計画は立てるが、援助を進めることができない。	助言を受けても、行動計画を立てることが全くできない。
観察	観察する内容が述べられる	助言があれば、回復過程をふまえた観察内容を自ら進んで述べることができる。	助言のもと、回復過程をふまえた観察内容を述べることができる。	助言のもと、援助時に必要な観察内容を述べることができる。	助言を受けても、援助時に必要な観察内容を全く述べることができない。
	援助時必要な観察ができる	助言があれば、適切な方法で自ら進んで観察できる。	助言のもと、適切な方法で観察することができる。	助言のもと、観察方法を述べることができるが、観察できない。	助言を受けても、観察方法を述べることができない。

となってしまった。ただ、それが問題であるとも理解しておらず、そのまま細尾先生にご指導を受けることとなった。細尾先生から、「その場の状況や患者さん、周りのスタッフに応じて臨機応変に看護を計画し実践する力も獲得してほしいと考えるならチェックリストとルーブリックの併用が望ましいでしょう。」とご助言をいただいた。また、「現実的には40以上の評価項目はあまりにも多く、評価に時間がかかりすぎて、評価を踏まえた学生の指導時間がなくなったり、曖昧な印象で評価をするだけになったりする恐れがある」ともご指摘いただいた。言われてみれば当たり前のことなのだが、その当時は実習における学生のすべてを評価しなければいけないという認識になっており、実習を通して成長してほしい項目に絞って評価しようとする視点ではなかったと言える。

　さらには、評価基準のレベル4には、「自ら進んで」という文言が多く入っており、実践能力の評価をしようと作成したにもかかわらず、態度で評価をしていた名残がみられていた。ただ、助言があることは前提として、"学生は指導を受けて当たり前"というだけでなく、指導を受けて、その後、自分でその意味を考え、自分なりに考えを広げ、"指導を受けなくてもよいくらい自立してほしい"という願いが「自ら進んで」という表現になったとも言える。

（3）試行錯誤を繰り返しながら作成するルーブリック

　細尾先生のご指導・ご助言を踏まえて、項目の精選とチェックリストの併用を検討し、形式的にはパフォーマンス評価のような形になったが、それでもまだ評価項目は多く、評価者による差もあるように思えた。その後、私自身が教務主任養成講習会であらためて実習評価やパフォーマンス評価のことを学び、本校の最大の間違いに気づいた。

　これまで評価していた知識・技術・態度は、領域を問わず臨地実習で身につけてほしいことを挙げていたにすぎず、それぞれの実習における実習目標と評価項目が切り離されてしまっていた。パフォーマンス評価導入の目的として実習目標の達成度を評価したいと考えていたにもかかわらず、これでは導入の目的ともずれている。こんな単純なことに気づいていなかった。パフォーマンス評価は、この実習で何ができればよいのか、学生はもちろん臨床実習指導者に伝え、評価するためのものである。そして、ルーブリックは学生が自己評価しながら、自己の改善点を見出し、目標達成にむかう指標になるはずのものであるにもかかわらず、目標とルーブリックが乖離しているのでは意味がない。早速、評価表の見直しに入り、3つの実習目標に対しての学習活動、評価規準を抽出した。これまでは評価の項目数が多かったため、100点になるよう換算表を作成していたが、素点で計算できるよう、評価項目をさらに減らすことを目指した。講習会で担当講師から「ルーブリックは多くて10項目程度」と言われていたことが耳に残り、できるだけそれを目指そうと考えた。また、本校は臨床点と教員点の合計点となるため、素点で得点を出すためには、評価項目をかなり厳選しなければならず、4段階の項目と3段階の項目を作るなどの工夫をした。評価基準まで作成し、完成版として教員会議で説明するたび、教員から様々な質問や意見が飛び交い、1つの基準の中に複数の視点が入っていることや学生の1つの行動が複数の評価規準に影響するなどといったことに気づかされた。15人もの教員がいれば、15通りの解釈や視点があり、会議のたびに「次の会議で修正したものを提示します。」という言葉を繰り返した。基礎看護学実習は全教員がこの評価表を使って学生を指導・評価をするため、皆が真剣に検討してくれた結果だと言える。最終的に基礎看護学実習Ⅱのルーブリック（表3.1.3.3）は、13の評価規準に絞り、態度面はチェックリストで評価することになった。

（4）臨床指導者とともに活用をすすめるルーブリック

　実際にルーブリックによる評価表を用い始めたのは、2016年度の基礎看護学実習であった。学生には評価基準を示しながら、この実習で到達すべきことはなにかを説明した。実習がスタートしても、指導者、教員、学生も評価表をあまり意識していない様子であった。ただ、いざ実習が終了して評価する段階になったときに、指導者から教員に対して様々な質問が出てきた。初期に作成したルーブリックは、

表3.1.3.3　現在のルーブリック（一部抜粋）

基礎看護学実習Ⅱ評価基準

2）看護過程の基礎が理解できる。

学習活動	評価の観点	評価内容（評価規準）	評価資料	評価基準		
				3	2	1
情報の意味を考えることができる。	思考・技能	（1）観察やコミュニケーションから情報収集できる（情報収集は評価の対象としない）。	場面観察 記録No.3・6	直接、対象から情報収集（観察・コミュニケーション）している。	対象の情報はほとんどカルテからのものである。	まったく情報収集できない。
	思考・判断	（2）アセスメントの根拠が書ける。	場面観察 記録No.3・6	情報の分析（現状・原因・なりゆき）の思考にそって書けている。	アセスメントが感想レベルである。	現状のみの記載である。
看護診断（看護問題）の導き方がわかる。	思考・判断	（3）看護上の問題の原因がわかる。	記録No.3・4	看護上の問題の原因（関連因子）が述べられる。	現状（診断指標）と原因（関連因子）が混在している。	看護上の問題の原因がわからない。
	思考・判断	（4）看護計画を記載することができる。	記録No.5	O・T・Eプランが実践できる内容で具体的に書けている（すべての項目が書けていなくてもOK）。	O・T・Eプランは書けているが、一般的で具体性がない。	計画が立案できない。
実践につなげる看護計画の必要性がわかる。	思考・判断	（5）対象の状況から今後の援助の必要性が書ける。	記録No.5・6	受け持ち終了時の対象の状況と今後の援助の必要性が書けている。	受け持ち終了時の対象の状況が書けている。	受け持ち終了時の対象の状況が書けない。

3）原理・原則に基づき、日常生活援助ができる。

学習活動	評価の観点	評価内容（評価規準）	評価資料	評価基準			
				4	3	2	1
原理・原則に基づいた技術の実践ができる。	思考・判断・技能	（1）対象の状況を考えながら、原理・原則に基づいた技術が実践できる。	場面観察 記録No.2・6	対象の状況を踏まえ考えながら、原理・原則を踏まえ応用して実践できる。	原理・原則に基づいて実践できる。	原理・原則を考えず、実施することが多い。	原理・原則が理解できない。
安全・安楽に留意した援助ができる。	思考・判断・技能	（2）援助時の安全確認や対象の安楽に配慮できる。	場面観察 記録No.2・6	援助時に必要な注意点・方法がわかり、対象の安全安楽に注意しながら実施できる。	援助時に必要な注意点・方法がわかっているが、対象の安全安楽に注意しながら実施することがある。	援助時に必要な注意点・方法がわからず、その場の指導に従ってしか実施できない。	援助時に必要な注意点・方法がわからず、その場の指導があっても安全安楽に実施できない。
実施した援助の報告ができる。	技能・態度	（3）状況を踏まえながら実施した援助の報告ができる（報告内容の評価は（4）で行う）。	場面観察	適切なタイミングを考え報告できる。	報告のタイミングを考えるが自らは報告できていないが、促されて報告している。	報告のタイミングを考えることはできず、促されて報告している。	促されても報告ができない。
実施した援助を振り返り、自己の課題を見出すことができる。	思考・判断	（4）援助の評価ができ、改善点を見出すことができる。	場面観察 記録No.1・2・5・6	実施した状況から援助時の評価ができ、自己の課題を抽出できる。	実施した状況から援助時の評価ができ、自己の課題の抽出もできる。	援助時の評価が不十分であり、自己の課題の抽出は不十分できない。	援助時の評価ができない。

曖昧な表現や複数の内容が入った評価基準になっていたこともあり、「この中の1つはできて、1つはできていないとき、評価はどれになるのか。」といった質問を多々受けた。実習終了時には教員、指導者に評価表の問題点などを確認し、改訂していった。初期の基準にあった指導や助言の程度による段階分けをなくしていき、ルーブリックの形が整い、2017年度には小児看護学、2019年度には成人・老年看護学がパフォーマンス評価を導入し始めた。

　ルーブリックは学生の学習到達度を示す基準であり、目指すべき基準でもあると考えている。しかし、実習の途中で「この学生はこのままだと不合格ですよ。」と言われることがある。たしかにこのままだとそうかもしれないが、そうならないように指導するのが、指導者や教員としての役割である。指導者とともに教員は必死になって学生の指導をし、他学生より遅れながらもなんとか合格レベルになったと感じても、指導者から「かなり指導を要したし、これで合格にしていいのか。」と突きつけられることがあった。「かなり指導を要した学生と、ほとんど自分の力で考えることができた学生の到達度評価が同じということにどうしても違和感がある。」と言い、不合格となる評価をつけてきた指導者に対し、「評価基準に則って評価をしてほしい。」と評価基準の説明とともに具体的に学生ができたことを伝え、最終的に評価を修正していただくことができた。この教員の姿から、指導・助言の多さは関係なく、最終的なパフォーマンスの結果を評価するという意識が定着してきていると感じた。また教員の説明により、指導者側が評価の修正に応じてくれたということが、助言を受けずに一人で積極的に実習に取り組めるかではなく、助言を受けながら実習目標に対応した実践をできるようになるかが大事であるという実習のゴールを、共有してもらえた結果ではないかと考える。

　最近では、評価表を自分のノートに貼り、学生の日々の実習状況から、今どの基準なのかをチェックし、指導に活用している教員もいる。本校は実習指導者と教員の双方が評価をつける評価表になっているため、それぞれが学生と対峙しながら評価を出している。しかし、実習がうまく進んでいない場合は、そのノートを臨床実習指導者に見せながら、指導・評価を共有している。評価基準をもとにした学生個々の目標設定をし、指導者、教員それぞれに役割分担をしながら指導している。また、成人・老年看護学実習では、22日間の実習であるため、中間時点で学生は自己評価、教員はその時点での評価をつけ、お互いにそれを見ながら、後半に向けての実習課題を明確にするなど活用し始めている。学生には、指導者や教員に頼らず、自分で実習目標に対応したパフォーマンスを発揮することへと変換させる指導に繋がればと考える。

（5）今後の課題
　細尾（2021）は「講義や実習の途中で継続的に行う形成的評価としての小さな」

パフォーマンス評価は「成績をつけるための評価ではなく、習得状況をとらえて指導や学習の改善に活かすためのもの」としている。このことから当校の活用については、まだまだ課題が多い。それは教員、学生ともに「成績評価」だけのものという認識がぬぐえていないということである。とくに学生のほうが、この基準が目指すべき姿であるという認識が乏しいように感じる。それは、教員評価と学生の自己評価にかなりずれがあることからわかるように、学生がこの基準を読みこなせていないためであると思われる。パフォーマンス評価を導入している他校の教員から「最近、学生のほうから課題の提示の際には一緒に評価基準を出してほしい。」と要望されると聞いた。学生にとってルーブリックは目指すべき指標であり、教員にとっては指導の指標となることが理想であり、ルーブリックによるパフォーマンス評価を浸透させ、学生が自ら成長できることが課題である。

　さらに学生がパフォーマンス評価に慣れていない原因としては、教員もルーブリックを作成するにあたり、困難さを感じているからではないかと考える。評価基準の均等性や言葉の選択、何ができれば評価基準のレベルに達したと言えるのかなどを考えるとかなり時間も要する。現状としてルーブリックの活用は実習評価にとどまっている。このことから、ルーブリックを目にする機会が少なく、本格的な臨地実習が始まる2年生後半からの活用ということになる。私自身も、何とか実習評価以外にもっと活用したいとレポート評価などの指標として作成しているが、この指標が果たして適切なのか迷うところもあり、個人的に使用するにとどまっている。ただ、今後は個人的に使用するのではなく、学生の目指す指標として、共有できるルーブリックの作成を試みたい。教員会議での意見交換自体もパフォーマンス評価の理解やルーブリック作成の一助になると考えると、何度も会議を経ることは無駄ではないと感じている。

　ルーブリックによる評価は実習終了時のパフォーマンスの到達度を評価するものである。実習進度が進むにつれ、そのパフォーマンスが向上するのは当然であるが、同じ科目の実習が3年生の早い時期に実施する学生と、3年生の後半に実施する学生がいるため、早い時期の学生の評価が低くなりすぎていないか、すなわち以前のように指導の量で評価されてはいないかの懸念がある。指導者や教員の指導・助言のもと、早い時期の実習であっても実習目標が達成できるよう、よりパフォーマンス評価の意義を浸透させていくことが課題である。

　本校は、臨地実習のほとんどが母体病院で行われていることから、長年、指導者・教員それぞれで実習評価を出し、その合計が最終結果となっている。それは、指導者、教員おのおのが指導や評価に責任をもつということにつながり、指導者は臨床の知を与え、教員はそれを教材化するという役割分担ができ、学生にとって看護を考える好循環になっているのではないかと感じている。

　ただ、現在作成し、用いているルーブリックが本当に学生のめざすべき指標として適切なものになっているのか、学生の実践能力の向上に役立てられているのか、迷いや不安はつねにある。そして評価に迷いが出てくるたび、検討や修正が入っている状況である。

　これからもパフォーマンス評価の意義や目的を見失わないよう、学生の成長した姿をみつめながら、改良し続けていきたい。

（田上晶子）

1－4　全実習のルーブリックの作成──主体的な学びを促す評価をめざして

はじめに

　鹿児島医療技術専門学校（以下、本校）が2015年にパフォーマンス評価を導入し、早8年の歳月が経つ。受動的な学習から、主体的な学びへの教育の転換であった。

　パフォーマンス評価の導入を検討していた当時、筆者は専任教員3年目でパフォーマンス評価の理解が乏しかった。教育評価とは何か？の問いから始まり、教育とは何か？看護教育とは？看護師になる学生に期待する願いとは？それらを支援する教員の役割とは？と、1つずつ再確認しながら理解を深めた。

　専任教員になり13年経過した今も、その問いを自分にかけながら、看護基礎教育のあらゆる過程において、どのような看護師を育てたいのかを考え、多くの方法で学生の成長が発揮できるパフォーマンス評価の重要性を感じている。

　パフォーマンス評価の導入の成果は、学生自身が自分の学習を客観的に捉え、より高い目標を達成するためにどのようにすればよいのか学習調整力が培えること、私たち教員も学生の成長を育む教育の重要性を認識できたことである。

　本校がパフォーマンス評価を導入した背景やルーブリック作成の実際など、筆者の経験なども踏まえて、実例をもとに得た一考察を提示する。

（1）本校の特徴と育てたい学生像

　本校は、鹿児島県鹿児島市にある看護師養成施設である。

　看護学科（以下、本学科）は、1993年に3年課程3年制の看護専門学校として開校した。2000年に保健師・看護師の統合カリキュラム教育に移行したが、2010年に保健師教育の修業年限が延長されたことを受けて保健師教育を中止した。

　多様化・高度化する社会のニーズに対応できる看護専門職者の育成を目指し、2015年に看護師3年課程4年制の看護学科へ移行して、現在に至る。

　本学科の学生数は1学年定員80名、4学年の全学生数は280名である。

　職員数は専任教員19名、実習指導教員3名、看護事務1名の計23名である。専任教員の6割は、教員歴10年以上のベテラン教員である。

　本学校の教育理念は、深い人間愛の精神を基本として、人間尊重の理念に基づいて人格形成を目指し、豊かな人間性と教養を備え、進展する保健・医療・福祉に対応できる知識と技術をもって、実践できる有能な人材を育成することを掲げている。

　本学科は、4年間で看護実践能力の向上を図り、看護に必要とされる知識・技術・態度の3側面からの学習を深め、保健医療福祉の分野で看護の役割を果たし、地域社会に貢献できる人材の育成を目指している。

　実習施設は、鹿児島県の支援を受け、鹿児島市・指宿市・薩摩川内市・離島などの病院・施設、市町村役場、保育園・認定こども園、企業等から協力を得ている。

　臨地実習の指導効果を高めるためには実習施設との連携は重要であるため、実習開始1か月前と実習終了後に臨床指導者会議を開催し、実習目的・実習目標・実習内容・方法・評価、学生レディネスについて打合せと実習終了後の指導報告を行っている。実習評価は、実習指導者と教員が共同で行っている。

　臨地実習の指導体制は、教員1名が1つのグループ（学生5名程度で編成）に終日付き、実習指導者と連携を図り指導をしている。施設によっては、実習指導者が学生担当として終日ご指導くださるなど、実習施設内の体制づくりについても多大な協力を得て臨地実習を行うことができている。

　また、実習施設との連携教育として、実習指導者研修会を年に1回開催し、実習施設と相互交流を継続的に行っている。

（2）主体的な学習を促す教育とは

　2015年、保健師・看護師の統合カリキュラム教育から看護師教育へ移行し、現行のカリキュラムを見直し、看護師教育のカリキュラム編成を行った。

　本学科の学術顧問である池西静江先生の御指導のもと、今後の教育のあり方について意見交換を行い、現状の課題や修業年限4年の看護師教育の方向性を確認した。

　教育理念・教育目的から4つのポリシー（ディプロマ・ポリシー、アドミッション・ポリシー、カリキュラム・ポリシー、アセスメント・ポリシー）について協議した際、多くの教員からディプロマ・ポリシーを達成するために学生の"主体的な学び"をどのように育成するべきか提言があった。その背景にある教員の願いは、学生が主体的・自律的に学習できる教育をしたいということであった。

　看護基礎教育では、授業、演習、臨地実習という形態を活用し、知識・技術の習得と看護専門職業人として自ら判断し、主体的に看護活動を営むことが求められる。学生は、看護専門職者としての資質向上のため、自ら学習し続ける必要があり、主体的な学習の取り組みを意識付けすることや習慣化することが必要である。

　本学科のそれまでの授業形式は、知識伝達型が多く、学生は授業中に発言することや意見を交わすことを苦手とするなど、受動的な態度がみられた。演習時は、熱心に技術練習に取り組むが、自らの時間を使って自主的に反復練習に取り組めていないことから技術習熟度が上がらない状況があり、教員は、学生が主体的に知識・技術を身に付けるためにどのように支援していくかについて試行錯誤しながら解決方法を模索していた。

　臨地実習は、実習場での経験を通して、新たな知識や対象に合わせた技術を習得し、試行錯誤をしながら看護目標の達成に向けて懸命に努力し、実習目標の達成を

目指す。

　実習場での学生の緊張は強く、環境に慣れることに時間を要し、経験できる看護場面に遭遇しても、「自信がないから、見学したい。」等と消極的な姿勢を示す学生も少なくなかった。限られた実習期間の中で、学生の知識・技術や個々の能力によって実習目標の達成の度合いが異なり、実習評価点にも大きく反映していた。

　当時（2015年以前）の実習評価は、4段階評価（4．優れている、3．ふつう、2．努力を要する、1．不合格）で行っており、学生が自己評価を行う際、どのような看護ができればよいのか具体的な基準（達成度）が明記されていないことから、何が評価されるのか、達成するべきレベルはどこかがわからず、曖昧に自己評価していた。

　また、教員・臨床指導者による評価は、教員の経験や個人の尺度・価値観により評価の不均衡さがみられ、学生と教員の認識にズレがあったことから、評価の妥当性に疑問があった。教員―学生間で評価点の差が著しく、到達度の不明確さが問題であった。

　二宮（2022）によると、評価の過程において、自らの学習を客観的に捉えることで、調整する能力（メタ認知能力）や学習意欲を高め、学習内容に対するより深い理解をもつことができる。

　本校の授業・演習・実習における現状の課題から、主体性を育むためには学生が学習に関する自己調整力を高めるためのかかわりや、学生が自己の課題と成長を実感できるようなかかわりが必要であり、教育の改革が必要であった。

　ディプロマ・ポリシーは、教育目標に定める人材育成を目指す資質・能力の3つの柱（知識・技能、思考・判断・表現力等、学びに向かう力・人間力）をもとに策定した（表3.1.4.1参照）。

表3.1.4.1　本学科のディプロマ・ポリシー（DP）

DP1	豊かな人間性と社会性を身につけ、倫理に基づいた行動がとれる
DP2	自己理解、他者理解ができ、寛容である
DP3	創造的で柔軟な発想ができ、自己啓発できる
DP4	対象を生活者として捉え、健康の保持増進、疾病予防及び健康の回復にかかわる看護を健康の状態やその変化に応じて実践できる
DP5	人々の健康上の課題に対応するため、科学的根拠に基づき、看護を計画的に実践することができる
DP6	看護判断に基づき、安全かつ適切に看護を実践することができる
DP7	保健医療福祉チームの一員としての責任（看護の役割、他職種との連携・協働）を自覚して行動できる
DP8	専門職業人としての自覚をもち、自己研鑽する態度を身につけ、地域社会に貢献できる

（3）筆者の体験から学んだ評価の重要性

　当時、筆者は看護教員として４年目で、教育者による評価の難しさを体感しながらも、評価の重要性を再認識した。経験談を以下に記す。

　３・４年次にある成人看護学実習で実習指導を担当した。

　実習目標１.「成人期にある対象とその家族の特徴を理解できる」に対し、行動目標（評価項目）の１つに「コミュニケーションを図ることができる」があった。

　学生（以下、学生Ａ）の受持ち患者は30代女性で、関節リウマチの急性増悪により入院された。患者は、関節炎や貧血・体重減少などの全身症状が出現し、日常生活動作全般に支障をきたしていた。患者は、排泄や体位変換などの援助を受けるたびに「痛みが強くて、動くのも辛い。」と涙し、不眠などを訴えて精神的にも不安定な状態であった。

　学生Ａは、関節痛による安楽障害に着目し、訪室した際に泣いている患者に対して“患者の苦痛を和らげるために思いを知り、手助けしたい”と思いながらも、“患者の思いを聴く”ためにどのように話しかけてよいか戸惑い、涙を見せる患者の前で固まってしまうことがあった。実習日を追う毎に、学生Ａはベッドに横たわる患者にそっと自身の身体を寄せ、「○○さん、痛いところはここですか。痛みが取れますように。」と静かに言って全身を優しくさすった。患者は「ありがとう。痛みがやわらぎます。」と返答して、目を閉じて眠った。その後、治療の効果もあり症状の緩和とともに日常生活動作も拡大し、患者自ら退院後の日常生活動作について学生に相談するなどの信頼関係が築けた。

　実習終了後、学生Ａの自己評価は、評価項目「コミュニケーションを図ることができる」に対して、「２.努力を要する」がついていた。理由を問うと、「受持ち当初、泣いている患者にどのように声を掛ければよいかわからなかった。最後は、話せるようになりましたが、努力が必要だと感じて２をつけました。」と話した。

　評価項目は、コミュニケーションを手段として相互に信頼できる関係性を築くことをねらいとしていた。

　学生Ａは、“話す”ことに重点を置き自己評価をしたが、患者に深い関心を寄せ、その場でのかかわりを大切にしながら、これまで学んだ知識や技術を適切に適用し、患者と徐々に関係性を深めていくことができた。この点を総合的にふまえ、実習指導者・教員の評価は「４.優れている」と評価した。

　自己評価と教育者による評価の乖離の原因は、目標に対する到達度（評価基準）を学生に明確に提示していなかったこと、教員が学生に対し、習得の度合いを適切にフィードバックできていなかったことにあると考える。

　学生は、実習目標と対象を通して体験した多くの学びを実習評価と照らし合わせて、自己の成長や自己の課題を明確にすることが必要であると考える。教員もまた、何を学んでほしいのかを具体的に説明し、学生Ａが臨地実習で努力したことや成

長したことを適切に評価し、効果的に学生にフィードバックすること、目標達成の
ために指導と評価の連動が重要であることを強く感じた。学生が主体的に看護を学
ぶことを育成していくためには、教員が学生の力を見極める能力、学ぶ力を支援す
る能力が必要であると理解した。

（4）パフォーマンス評価の導入と運用

　パフォーマンス評価を導入した時期は、前述したように、保健師・看護師の統合
カリキュラム教育から看護師教育へ移行してカリキュラムを構築した2015年であ
る。

　主体的に学習に取り組む態度を育成することを目指して、学修成果の評価におい
て、どのような能力をどのような段階まで高めることができたか到達度を適正に評
価するためには、パフォーマンス評価の導入は必然であった。

　「教員の教えたいことが学生の学びたいことになるようにする教育活動」の重要
性を全教員が再認識し、これまでの教育方法・教育評価を是正し、能動的な学習へ
の参加を取り入れたアクティブ・ラーニングを導入した。

　これまでの教育からの転換には、全教員の共通認識は必須であり、全教員がFD
（Faculty Development）に参加し、新たな教育方法と教育評価について研鑽を重ねた。
教育方法には、PBLチュートリアル教育やTBL、協同学習、反転学習、シミュレー
ション教育を取り入れ、パフォーマンス評価を導入した。

　臨地実習においてパフォーマンス評価を取り入れ、1年次の基礎看護学実習から
4年次の統合実習まで、全実習のルーブリックを作成した。実習領域毎に教員1〜
2名で作成し、その作成過程で幾度も協議し、とくに実習目標と到達度レベルにつ
いては、時間をかけて教員間の共通認識を図った。完成までの所要時間は約1〜2
か月程を要した。

　学生には、実習前に行う実習の説明と同時に、ルーブリックを提示して、何が評
価されるのか、達成するレベルはどこか、を具体的に説明し、学生と教員の認識の
擦り合わせを丁寧に行った。同時に、実習施設にも事前に説明を行った。

　実習期間の途中・実習終了翌日には形成的評価・総括的評価を行い、評価返却時
は、面接をしてフィードバックを行った。

（5）基礎看護学実習——ルーブリックの作成過程（旧カリキュラム）

　筆者らが実際に作成した基礎看護学実習のルーブリックをもとに、ルーブリック
の作成過程を提示する。

　基礎看護学実習は、1単位45時間で、基礎看護学実習①は体験実習（2日間）、
基礎看護学実習②は日常生活援助実習（4日間）で構成している。基礎看護学実習
②のルーブリック作成について以下に述べる。

表3.1.4.2　基礎看護学実習②　ルーブリック（一部抜粋）2021年まで使用

実習目標	評価規準／評価基準	5	4	3	2	1
1．受持ち患者を理解できる	入院患者を身体的・精神的・社会的側面から理解することができる	コミュニケーション、観察やバイタルサインによって身体的・心理的・社会的側面から総合的に対象の理解ができる	コミュニケーション、観察やバイタルサインによって三側面から理解しようとしている	コミュニケーション、観察やバイタルサインによって理解しようとしているが、三側面からの理解が浅い	コミュニケーション、観察やバイタルサインによって理解しようとしているが、三側面から理解することができない	情報を収集することに課題が多く、対象を理解ができない
2．患者にあった援助の必要性と方法を理解できる	患者にあった援助の必要性と方法を表現することができる	適切に患者の状態（身体・精神的状態、生活背景）を把握して援助の必要性を導き出し、根拠をもとに患者にあった援助の方法を表現できる	概ね患者の状態を把握して援助の必要性を導き出し、根拠をもとに患者にあった援助の方法を表現できる	患者の状態を把握し、援助の必要について概ね導き出せるが、患者にあった援助の方法や根拠に不十分さがある	患者の状態を把握することが十分とは言えず、一般的な援助の方法である	患者の状態を把握することができず、一般的な援助も考えることができない
3．看護職を目指す学生としてふさわしい態度を身に付け行動できる	自己の援助を振り返り、次の課題を考えることができる	患者の反応をもとに、自己の行動を内省し、学び・気づきを書籍から意味づけ、次の課題を明確にすることができる	患者の反応をもとに、自己の行動を内省しようと努め、不足はあるが気づきや学びを書籍から意味づけ、次の課題を明確にすることができる	患者の言動や自己の行動を振り返って表現することが難しく、気づきや学びが浅い	自己の行動の振り返りが感想のみで、学びの意味づけができない	自己の行動を客観的に振り返ることができない
	患者を尊重した行動ができる	患者に関心を寄せ、尊重した言葉遣い・行動（わかりやすい説明と同意を得る、心理的援助）ができ、自己の行動を振り返ることができる	患者を尊重した言葉遣い・行動ができる	患者を尊重した言葉遣いはできるが、行動に課題がある	患者を尊重した言葉遣いや行動に課題がある	患者を尊重した行動ができない

　基礎看護学実習②の実習目的は、受持ち患者を理解し、看護活動に必要な知識と技術の理解を深め、看護師としての態度を養うことである。実習目標は、5つ挙げており、その中の3つの目標とルーブリックについて明記する（表3.1.4.2）。

　1）受持ち患者を理解できる。

　2）患者にあった援助の必要性と方法を理解できる。

　3）看護職を目指す学生としてふさわしい態度を身に付け行動できる。

　学習課題については、目標に対して学生に獲得させたい能力や技能を養うために課すものであり、学生の行動指針でなければならないことをふまえ、実習目標をもとに実習で学んでほしい学習課題を評価基準に具体化した。当時は、本質的な問い・永続的な理解を明確にしないまま、課題を作成してしまった（本質的な問いや永続的理解については第Ⅰ部参照）。

　評価尺度は5段階評価とし、評価規準は学生の行動ベースで表現し、評価規準をもとに、どのような学びを求められているかを評価基準に設定した。

　学生が学習の目安として活用し、評価しやすく、汎用性を持たせるために、「総合的に」「概ね」といった表現を用いた。

　評価基準の作成は、始めに評価基準5、評価基準3、評価基準1、評価基準4、評価基準2の順に行った。評価基準5は最も高い水準の"模範的"行動・成果であることから最初に設定し、評価基準3は、期待された学習課題を標準的に達成しているレベルとして、到達度を表現した。

　評価基準2と評価基準1は、できないことに焦点化された表現になっているが、学生にとって不足部分のフィードバックが受けられ、課題をもとに目指す目標が明確になると考えた。結果、5段階の評価基準を作成したが、とくに中間段階に位置する3のレベルを、レベル2やレベル4と差別化してどのように表記するか苦悩し、評価基準を作成する順番によって、評価の観点がずれてしまい、評価の標準化を図ることができておらず課題が残った。

（6）パフォーマンス評価の実際

　実際にルーブリックで自己評価をした学生からは、実習で何をどこまで学ぶ（行動する）ことができればよいのかがわかりやすく、目標を立てることやリフレクションがしやすくなったとの反応があった。

　また、教員からは、学生に期待する学習到達度が明確になったことで、評価の一貫性を持つことができるとの意見や、学生へフィードバックがしやすくなり、学生が新たな気づきを得られることや内省することでメタ認知力が身につくのではないかとの前向きな意見も多かった。

　ルーブリックは"成長"の度合いを示す数レベル程度の尺度とそれぞれのレベルに対応するパフォーマンスの特徴を記した記述語からなる評価表であるが、作成した基礎看護学実習②のルーブリックでは、評価基準1と評価基準2は「できない」等と否定的な表現であり、成長のフィードバックがしづらいことがわかった。

　実習指導者からは、4日間の実習に対して、到達レベルの難易度が高いのではな

いかとの意見もあった。ルーブリックの解釈をすり合わせることで、実習指導者と教員の評価に差はみられなくなり、学生が臨地実習で学んだことを共有できるようになった。

ルーブリックの利点は、学習活動の目指すべき方向性が明記されていることで学生が現在の達成レベルを確認し、より高いレベルを達成するために何が必要かを考え行動できることである。そのため、具体的な評価の観点を記述し、学生自身がルーブリックをもとに実施したことを振り返るための評価基準を明確にすることが重要であった。

（7）成果と今後の課題

1つ目の成果は、到達目標と評価の観点・基準を可視化したことで、学生や教員・実習指導者の主観的評価を縮小することができ、評価の一貫性が保てることであった。

2つ目の成果は、学生があらかじめ到達目標と評価の観点・基準を意識して、臨地実習での学習に臨むことができ、学びを客観的に捉え、何をどこまで学んだかを明確にできるようになったことである。また、教員のフィードバックによって不足している課題に気づき、課題を解決するために今後どうするのかを明確にして行動できるようになるなど学生の成長がみえた。

その結果、私たち教員も、学生の成長を促す（育てる）評価の重要性を認識し、あらためて教育評価は学生のためによりよい教育を目指すものであると実感した。

課題としては、永続的理解や本質的な問いを明確にせずにルーブリックを作ってしまったことにより、ルーブリックの記述語が"何が、どのようにできればよいのか"について的確に表現できておらず、学生にとってルーブリックが到達すべき目標の指標として活用できないことにあった。

糸賀（2017）によると、学習活動に対応させたルーブリックを作り、ルーブリックの観点つぶしでなく、学習の方向性や内容を確認し、ゴールに導く指標として活用し、学生と指導者、教員が指導と評価に活用できるルーブリックにすることが大切である。

ルーブリックは、学生が教員・臨床指導者とともに成長や課題を共有する評価ツールとして有効であると認識しており、目標に準拠したルーブリックの作成についてはまだまだ改善の余地が多くある。学生に学んでほしいことは何かを明確にするために、本質的な問い・永続的理解を明確にする必要がある。

また、2022年4月から新カリキュラムとなり、実習以外にも、授業・演習でパフォーマンス評価を取り入れている。課題を作成するにあたり、根幹となる永続的理解を見据えた本質的な問いを明確にすることで、学生の学びを適切に判断し、教育実践に役立つ評価にすることができると実感している。

　パフォーマンス評価の導入の成果は、学生自身が自分の学習を客観的に捉え、より高い目標を達成するためにどうすればよいか学習調整力が培えること、その成長を育む教育の重要性を認識できたことである。

　看護教員は、学生に何を学んでほしいのか教員の期待を明確にして教育することが重要であると再認識した。

　学生たちが看護師になっていくこの教育の場で、学生一人ひとりの成長を支援できる喜びを感じながら、学生とともに在る教員でいたいと思う。

（外薗智子）

1－5　全ての実習科目におけるルーブリックの導入
──学生が学習を自己調整できる評価とは

はじめに

　イムス横浜国際看護専門学校（以下、本校）の2022年度開始の新カリキュラムでは、全ての臨地実習でパフォーマンス評価の導入を行った。しかし私たちがパフォーマンス評価を導入した目的は、評価の妥当性・客観性を第一義に考えたからではなく、学生が主体的に学べる教育を提供していくためには、どのような仕掛けが必要かについて熟考した結果である。

　そこで、本節ではパフォーマンス評価導入に至る過程と、導入することで教育をどのように変えていこうと考えたのかについて述べる。

（1）本校の特徴と育てたい学生像

　本校は、2009（平成21）年財団法人育成会より准看護学科、看護学科2年課程を有する看護専門学校の運営を引き継ぐ形で開校された。その後、看護の質向上という社会の要請に応えるため、准看護学科、看護学科2年課程を閉課程とし、2010（平成22）年4月横浜市緑区に看護学科3年課程の新校舎を開設した。

　学生は1学年80名の3年課程。教員は副校長含め看護教員が19名。基礎分野を担当する教員が2名の21名体制である。

　本校の所在地である横浜市は全国の市区町村において大阪市に次いで2番目に外国人住民が多く居住している市区町村である。そのためカリキュラムでは国籍を問わず地域で暮らす全ての人々へ看護が提供できるよう、異文化理解や看護場面における英語でのコミュニケーションが学べるように工夫されている。また、臨地実習においても、「インターナショナルコミュニティー」や「国際交流ラウンジ」といった施設にて、外国人支援事業所の役割等について学ぶなど、多様な生活の場で実習が行えるよう調整を行っている。そのため実習施設は病院を含め85施設となり、1学年80名の3年課程の看護専門学校としてはかなり多くの実習施設を抱えている状況となっている。

　実習調整に関しては、定例で年に2回の臨床指導者会議で各領域のリーダーが中心となり行い、状況に応じてサテライトでの調整を行っている。

　実際には、臨床指導者会議に出席するのは病院の指導者が大半のため、多くの施設に実習調整者、領域のリーダー、場合によっては教務主任が出向き調整を行っている現状である。

　本校は関東・東北・北海道・ハワイに135施設を有する総合医療・福祉グループであるイムスグループが運営する看護専門学校である。そのため様々な環境・状況

に中で実践能力を発揮できる卒業生を輩出することが求められている。

　カリキュラム編成においては、「自学探究力」「状況判断能力」「客観的自己評価」を実践能力を高めるための３素養と位置付けており、この３要素を育むことができるよう日々の教育活動が行われている。

（2）パフォーマンス評価導入の必然性

　評価の目的は何か。学生は教員から評価を受けることをどのように受け止めているのか。とくに学内での演習や臨地実習などにおいては、教員の評価に対して不満を述べる学生は必ずと言ってよいほど毎年のように見受けられる。その要因として既存の評価方法は実習の行動目標に対して「できた」の程度を教員の感覚で点数化しているため、その行動目標に到達できたのかについて、評価する側と評価を受ける側で受け止め方に相違が生じやすくなることが要因であった。そこでパフォーマンス評価を導入し、ルーブリックで各評価段階の質的特徴を具体的に示すことができれば、たんに行動目標に対して「できた」の程度を教員の主観で点数化するより遥かに評価の妥当性を担保することが期待できると考えた。

　しかし、この評価の妥当性の担保がパフォーマンス評価を導入した真の目的ではない。私たちがパフォーマンス評価を導入した目的は、教育のあり方の変化である。教員にとって評価の妥当性を担保できるように努力することは、教員の務めであるが、教育評価はたんに評価者が評価を受ける側をランク付けするものではないし、合格・不合格に振り分けることが最終的な目的でもない。教育評価は「評価を受けた学生が、その結果と向き合い改善点・向上すべき点を明らかにし更なる成長を図る教育的仕掛け」であると考えている。それらを踏まえると、学校で学んだ知識や技術を統合し臨床現場というリアルな場面で実践できるかどうかが評価される臨地実習において、パフォーマンス評価の導入は必然であると考えた。

　パフォーマンス評価を導入することの必要性は、私が管理職に就く以前の10年以上前から認識していた。当初は「そうだよね。評価規準に対して、たんにできた程度を自分の感覚で数値化しても説得力は薄いよね。ただ、同じ領域・科目の実習でも病棟が違えば、受け持ち患者の疾患、状態も違うなど変数の多い臨地実習において共通のパフォーマンス課題の提示とルーブリックの作成は難しいな。」といった感じであったが、教員として経験を積み、管理者として役割を担っていく中で「評価が評価のための評価になってはいけない。評価は教育課程や実習要項にある教育内容を踏まえ、実習目標に対して学習者の到達段階を具体的に示し、学習者が、現在自分がどの程度まで目標到達に近づくことができているかを理解し、さらに今後目標到達のために必要な学習が何かを理解する指針でなければいけない。」と考えるようになった。

　この「学習者が現在自分のパフォーマンスがどの程度まで目標到達に近づくこと

ができているかを理解し、さらに今後目標到達のために必要な学習が何かを理解する指針」こそが、評価の存在意義だと考えるようになった。

　また、教員の成長という視点でもパフォーマンス評価の導入は必要であった。本校は比較的教員経験の浅い教員が多い。それは教員採用において看護師としての臨床実践能力、看護研究などを積極的に行う探究心、ICT教育に対する興味と適応力を重視している結果、看護教員の経験のない20〜30代の教員が本校での勤務を希望したことにある。そのため教育経験は乏しくなるが看護実践に必要な教育内容を表現することには優れている。

　教員経験の浅い教員が単独で評価表を作成することは困難であるが、これらの教員と経験のある教員が協力しパフォーマンス課題が何かを明確にすることで、より看護実践で必要な教育内容を明示できる。またルーブリック作成の過程で教員がその科目における教育内容をあらためて吟味できることは、教員の成長を促す効果も期待できる。

（3）パフォーマンス評価導入過程で得られるもの

　パフォーマンス評価を導入することで、自分たちの教育を見直す機会にしたいと考えていた私にとって、2022年度入学生から導入された第5次カリキュラム改正はまたとない機会であった。そこで新カリキュラムの作成において、実習評価は全領域・全科目においてルーブリックの作成を前提とすることを教員には伝えていた。しかし、本校は教員経験の浅い教員が多いため、ルーブリック作成が困難を要することが予測できた。そこで、他校ですでにルーブリック作成を経験していた教員の担当する精神看護学実習の評価基準でルーブリックを取り入れ、評価規準と評価基準の関係性や評価段階の考え方についての理解を深めていった。次に、私が教員に対してパフォーマンス評価について勉強会を行い、新たなカリキュラムの実習評価において、パフォーマンス評価を導入できるよう準備を進めた。しかし実際に評価表の作成の段階になると既存の行動目標に準拠した「できる」「できない」の評価になっている科目があるなど、科目によってルーブリックの作成は困難を要した。しかし、教務主任が中心となり教員が評価規準に対して、妥当なルーブリックを作成できるようにサポートを行うことで、全ての実習科目でパフォーマンス評価を導入することはできた。ただし、私たちの作成したパフォーマンス評価は、パフォーマンス課題を明らかにしルーブリックにおける評価段階は学生の「知識・技能を総合的に活用した到達度を適切に示すことができているのか。」については、現在は発展途上にありYESとは言えない。

　明らかに教育効果が見込める新たな取り組みを行う際には、完成度の如何に関しては目を瞑ることも必要だと考えている。完璧を求め過ぎるあまり、いつまで経ってもパフォーマンス評価を取り入れることができないよりは、たとえ完成度が十分

でなくとも導入に至ることの方が、取り組まないままの状況よりよほど教育の質は向上できると考えているからである。

　パフォーマンス評価作成の過程で、教員はあらためて教育内容を吟味することができ、自ずと学生へのかかわり方についても熟考することになる。また、どの評価表においても未完成であることを自認することで、改善のための見直しを常態化することもできる。

　たんにパフォーマンス評価が学生に評価を下すためのものであると考えていたのであれば、このような割り切りの中で、臨地実習全科目にてパフォーマンス評価の導入はできなかったであろう。

（4）今後の課題

　新たなカリキュラムでは「臨床判断力」をいかにして育むかが問われている。その中でも、とくに「気づき」を重要視しているが、「気づき」は看護師としての「知識」だけではなく、看護師そして生活者としての「豊かな経験」も必要である。そのため初学者である学生が臨床現場の看護師のように患者の全身状態や言動、生活の様子から看護に必要な「気づき」を易々と察知することは容易なことではない。しかし、「際立ちの感知」に至らなくとも「理由や重要度はわからないが何か変だぞ。」と感じることもある。また、感じることができなくとも教員が重点的に観察すべきことを示唆したり、昨日との比較を促すことでなんらかの変化を捉えることもある。このような教員の学生に対する「気づき」を促すかかわりによって「気づき」とは何かについて垣間見ることはできる。

　しかし、「選択肢や答えを与えて機械的に学生を導く」ティーチングでは「気づき」が何か垣間見ることは困難である。ややもすれば、教員自身が答えを焦るあまり、学生が何かを感じ取ろうとする様は疎んじられ「気づき」を垣間見る機会を奪ってしまうことさえあるかもしれない。そのため指導においては、「気づきやヒントを与えて学生の主体性を引き出しながら導く」コーチングの考えを積極的に取り入れる必要があると考えている。さらにパフォーマンス評価を学生が受けることは、本校が実践を高める要素として考えている「客観的自己評価」を学生が行うきっかけとなり、評価表をもとに実践場面を振り返る過程で、課題克服やさらなる成長の手がかりを得ることができる。これらの一連の流れはまさにセルフコーチングそのものである。

　看護は看護を行う人によって様々な形に変わる。その背景には看護師としての経験だけではなく、育ってきた家庭や地域それに伴う価値観なども影響する。そのため患者への行為そのもので看護師を評価することはできない。患者への行為と、その行為に対する患者の反応は、どのような「気づき」と「解釈」のもと行われた結果なのか、そのプロセスが重要である。パフォーマンス評価は学生が知識・技能を

総合的に活用し、どのような結果をもたらそうとしているのか、その認識や行為の質的特徴を明らかにすることができる。

　パフォーマンス課題に対して、解決の糸口を可視化できるルーブリックと、パフォーマンス課題に対する学生の自発的な学習姿勢を促すコーチングは表裏一体と言える。

　この先も評価の見直しは繰り返されていくが、評価だけでなく私たちの学生へのアプローチが変わらなければ、パフォーマンス評価が生かされることはない。

　本校では2022年度から開始された新たなカリキュラムにおいて、臨地実習における評価は全ての科目がパフォーマンス評価を行うことで統一された。まだ1年生が基礎実習でパフォーマンス評価をとり入れたに過ぎず、パフォーマンス評価が学生の学びにどれだけ寄与したかについて検証を行える状況にはない。また評価を変えただけで学生が変わるとは考えていない。本校では2022年からコーチングの勉強会を始めたが、私たちの学生への関わりが変わったとき、そのときこそがパフォーマンス評価が真に生かされたときだと考えている。

（佐藤尚治）

2 助産師教育におけるパフォーマンス評価の導入過程
——育てたい学生像に向けて

2−1 助産師のアイデンティティ形成に向けた1年を通したパフォーマンス評価

はじめに

　助産師教育においては、看護師とは異なる助産師独自の職業アイデンティティの土台の上に知識や技術を積み重ね、それを実践につなげられる人材の育成が大切である。しかし、その土台は単一の科目で簡単に培われるようなものではない。

　愛媛県立医療技術大学助産学専攻科（以下、本学）では、助産師教育の全ての科目が、様々な角度から学生の助産師としてのアイデンティティ形成に影響を与えていると捉えて1年間の教育をデザインしている。この1年は、講義で種をまき、それを演習などの学内の授業で使うことで芽を出し、さらに実習で体現する中で花を咲かせていく。このプロセスと並行して、直接目には見えない地中では、助産師としての土台となるアイデンティティの根っこも徐々に広がっているはずである。

　地上の見える部分は、知識や技術のテスト、実習評価表など様々な方法で評価が可能である。しかし、目に見えない地下に広がる根っこの部分である、助産師としてのアイデンティティを形成するための教育とその評価の在り方とはどのようなものだろうか。こうした課題に悩みながら教育に取り組む中で、まずは実習に行く前の講義の段階で、どれだけの種をまき、芽を育てていくかによって、その後の実習で咲かせる花の見事さは違ってくると感じている。そこで、本節では、本学の1年間における、助産師のアイデンティティ形成に向けた教育の取り組みの実際とパフォーマンス評価について述べる。

（1）本学の特徴と育てたい学生像

　まず本学の特徴について述べる。本学は、1年課程の大学専攻科で、愛媛県唯一の助産師養成機関である。学生数12名に対し、専任教員は、助産学・母性看護学領域の教員6名（助産師）、産婦人科医師1名による教育体制となっている。

　次に、本学が育てたい学生像について述べる。本学のディプロマ・ポリシーでは、はじめの2項目で、「生命の尊厳を基盤とし、**助産師としての倫理観と責任感を持ち、対象を尊重する**ことができる。」「**助産師としての役割や責務を自覚し、助産師であることに誇りを持つ**ことができる。」という目標を掲げ、育てたい「助産学生

像」を明示している。この目標を達成するためのカリキュラム・ポリシーには、「**授業や実習での学びを最終的に助産学研究として統合し、助産師としてのアイデンティティの確立を促します。**」と明言しており、講義や実習、研究など、全ての経験がアイデンティティの形成につながることを意識した組み立てとなっている。

（2）そもそも学生に身につけさせたい「助産師のアイデンティティ」とは？

「助産師になりたい」と強い思いで入学してくる学生たちであるが、入学時点では、ほとんどの学生が、助産師の職責についての理解は、まだこれからという段階で、母性看護学の延長というイメージで助産師を捉えていることがわかる。また、「なりたい助産師像」を問うと、「母子に寄り添う助産師」と答えるものの、その言葉を実行するために、具体的にどう行動することが「寄り添う」ということなのか、現実味が乏しい。このような状態から、どうすれば、学生が「助産師のアイデンティティ」を持ち、それを個々が体現することができるだろうか、という葛藤を感じながら、毎年、講義をスタートしている。以下に、本学で大切にしたいアイデンティティとして、教育の中で意識的に組み入れている事柄を3つ紹介し、その後の記述につなげていく。

1つ目は、つねに「助産師としての自分」を意識することである。本学では（少なくとも私自身は）、助産学生の判断やケアの行為に「看護する」という言葉を一切用いないことを決めている。助産師としての職責のもとで行う行為は、「助産診断」「助産ケア・援助」であり、「看護」ではない。言葉はその人を形づくる。まず、言葉から「助産師のアイデンティティ」が学生の中にしみこむように意識している。

2つ目は、「女性中心のケア」と「パートナーシップ」に気づかせることである。これは、母子や女性を心から愛し、対象のことを一番に考えて行動することと、対等なパートナとして共にあるという、助産にとってもっとも基本的な概念である。しかし、これが思ったより難しく、つい学生中心の判断やケアに陥ってしまう場面や、医療者としての自分が上の立場でかかわってしまう場面が多く見受けられる。ただ、このことに学生自身もなかなか気づくことができないのが課題である。

3つ目は、「正常性を保つ助産」に軸を置き、責務を全うさせることである。できるだけ医療介入が不要な正常経過を妊産婦にたどらせるための援助をすることが、助産師としての核となる責務である。しかし、看護教育の中で培われた「異常」から物事を捉える考え方は根強く、「正常」は、学生の中にすんなりとは入っていかない。また、ハイリスクの対象へのケアが重視される近年では、学生たちは「正常」よりも「ハイリスク」の事象に価値があるように感じ、「正常」の大切さを理解することそのものが難しいようである。しかし、正常とは何かを知らずして、ハイリスクの対象を支援し、正常に近づけていくというゴールを描くことはできない。そのため、講義の中では、まず「正常」のイメージを描くことを大切にしている。

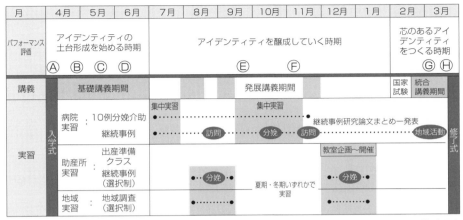

図3.2.1.1 専攻科1年間の教育とパフォーマンス評価の流れ

そして、妊産婦をその「正常経過」に近づけていくことの責任は、ほかの誰でもない「助産師としての自分にある」ということをつねに意識するよう投げかけている。

（3）育てたい学生像に向けた教育実践

①1年間の教育の実践とパフォーマンス評価

　ここまで述べた助産師としてのアイデンティティ形成と実践能力の獲得に向けて、本学では1年間を大きく3つの時期に分けて学びを組み立てている（図3.2.1.1）。

　まず、4月〜6月は、学内で講義・演習を集中的に行い、知識・技術の習得を目指す期間であり、学生たちが「アイデンティティの土台形成を始める時期」である。次に、7月〜1月は、主に病院や助産所での実習を行いながら、発展編の講義を開講している。学生たちは、実習で妊産婦と直接的にかかわる中で、「アイデンティティを醸成していく時期」である。そして、2月〜3月は、将来ビジョンを明確にするため、学びの集大成となる講義を組みこんでいる。学生たちは、もう一度原点に戻って、「芯のあるアイデンティティをつくる時期」である。

　このような本学のカリキュラムにおいて、アイデンティティの形成に向けて取り組む教育的な方略としては、1年を通して継続的に助産師としてのあり方を考えさせ、記述させていることが挙げられる。このことは、学生が自分自身の成長に気づくという自己評価につながるだけでなく、講義・演習で学んだ知識や技術を活用して助産師としての自身のあり方を思考し、それを文章で人に伝えられるかを見取っている点が、パフォーマンス評価であるといえる。以下、「アイデンティティの形成」という目標の達成に向けた、本学における1年間を通したパフォーマンス評価の取り組みについて、3つの時期から述べる。

②アイデンティティの土台形成を促すパフォーマンス評価【助産学概論編】

Ⓐ入学時課題：スタート編の記述

　まず、入学時の課題として、１枚の用紙を記入して提出してもらう。その内容は、「助産師を目指したきっかけ」、「目指す助産師像」、「１年後の自分へのメッセージ」などである。学生にとっては、本格的な学習を前に、助産師になる決意を明確に記述することで、自分の根っこを意識することにつながる。また教員にとっては、学生個々の思いを理解したうえで、その実現に向けてかかわるための基礎資料となる。

Ⓑ産婆の神様から助産の本質を学ぶ神社参拝と歴史・文化の学び

　本学の近くには、産婆の神様を祀った高忍日賣神社があり、学生たちは、入学して間もない時期に授業の一環で参拝する。この神話に登場する豊玉姫の出産では、浜辺からカニが這い上がってきて集中できずに難産となったため、そのカニを箒で掃いて環境を整え、安産に導くという場面がある。これこそが、助産の本質「正常性を保つ」ために母親が安心できる環境を整える援助を表していることを学ぶ。

　このとき教員は、学生に２つのミッションを与え、学生のパフォーマンスを観察する。１つは、「境内のカニ（を模した創作物）を探すこと」、もう一つは「絵馬を奉納すること」である。境内のカニを探す際の動き方にも個性があり、人と同じ所を探す学生、人と離れて他者が見ないような場所を探す学生、そして、見つけて報告に来る際の瞬発力など様々である。毎年、このカニを一番に見つける学生は、発想の豊かさと、きらりと光る観察力を持っていることを感じる。もう一つのミッション、絵馬の奉納では、まず学生たちが何を祈ろうとしているのか確認する。通常は、「無事に助産師になれますように」といった自分のための祈願が思い浮かぶ。しかし、たった数日でも助産を学び、その使命を感じ取った学生たちは、「母子の健康とお産の安全」を祈願した絵馬を奉納する。そこには、すでに「母子のために助産師としての自分が存在する」という使命感が芽生え始めていることが見て取れる。

　この歴史・文化の講義や神社参拝の学びはレポートによる評価を行う。そこには、「母子の健康や幸せを願う」「理想の助産師像を具体的に描き始める」「助産師として歩み始める決意」などが記述されており（今村・井上、2020）、入学直後から、助産師としてのアイデンティティが形成され始めていることがわかる。

Ⓒ「寄り添う」の罠をしかけ、実は寄り添っていない自分に気づく

　現代の助産を取り巻く医療環境の変化について学習を進めていく中で、「助産師になって５年後、もしも自分が勤務する病院の産科が、医師不足で来月閉鎖することになったら、自分はどうする？」というお題のレスポンスを書かせる。これは、成績評価とは無関係で、あくまで気軽に様々な選択肢を想像して記述してもらうものである。ただし、ここで確認したいことは、「どうする？」の答えが自分のことなのか、出産場所を失う妊婦のことなのか、という罠がしかけられている。実のと

ころ、多くの学生が、「職場を変わる」「留学する」など、自分の身の振り方だけを考えた記述にとどまり、そこに存在するはずの妊婦をイメージできる者はごくわずかである。一方、数は少ないが「助産師で保健指導だけでも行う」「院内助産を作って、妊婦が産む場所を守る」といった光る回答も存在する。このことを後で学生に伝えると、「女性を中心に考える」ことや、「寄り添う」という言葉を実行に移すことがいかに難しいかを実感し、「自分はまだまだである…」と気づくようである。

③アイデンティティの土台形成を促すパフォーマンス評価【助産診断・技術学編】

　助産学概論と同時期から始まる科目に、助産診断・技術学があり、7月の実習開始までの3か月間でマタニティサイクルの診断と援助を学ぶ。助産の知識や技術を学ぶことを主軸にした科目であるが、この科目こそ、実践的な学習の中で、学生のアイデンティティの土台を形成する重要な科目であるといえる。助産学概論で育ち始めたアイデンティティを、本科目で具体的な診断や援助という目に見える行為の中で表現することで、助産師としての自身のあり方を思考することを目指す。

　それを促す方策として、本学では、シミュレーション教育を取り入れている。阿部（2013）は、「シミュレーション教育とは臨床により近い状況で学習者が医療行為やケアを経験し、振り返り、知識・技術・態度の統合をめざす教育である」と述べており、たんなる知識と技術の獲得にとどまらず、「態度」を統合するという点で、アイデンティティの形成に適した教育方法であるといえる。以下に、助産診断・技術学の実際と、その中で実施しているパフォーマンス評価について紹介する。

ⓘ一人の妊産婦の模擬事例をおいかけるシミュレーション教育での振り返り

　助産診断・技術学の科目は、Ⅰ：妊娠期、Ⅱ：分娩期、Ⅲ：産褥期の順序性のある一連の科目として設定しており、3科目とも、前半に知識や技術を学び、後半にその学びを活用して模擬事例の展開を行うという設計になっている。その事例のシナリオで登場するのは、「大潮さん」という正常経過の初産婦とその家族で、妊娠初期から産後の家庭訪問までの28場面が設定されている。その約半数の場面でシミュレーションとして、大潮さんに対する実際の妊婦健診や保健指導、分娩進行時の診察やケア、産褥期の観察や保健指導などを皆で経験しながら学習する流れになっている。「大潮さん」は、学生が受け持つ初めての事例となり、その役は経験を積んだ教員が一貫して演じる。毎回のシミュレーションは、くじ引きで、何人かの学生が代表であたる仕掛けになっているため、事前準備には手を抜けない。

　たとえば、妊婦健診場面のシミュレーションで、マイナートラブルがみられる大潮さんに対して、学生たちは事前に作成した保健指導計画を駆使して、状況を説明したり、原因を推測しようと問診したり、対策を一緒に考えたり、あの手この手で

解決を試みる。大潮さんは、学生の提案に対して、「それはできそうにないな」とか、「それならやれそう」と反応を変える。こうした経験から学生は、準備した指導案の知識を説明するだけでは効果はなく、大潮さん自身が実践してくれないと症状は改善しないこと、つまり「対象の持つ力を引き出すこと」ができないと「正常性を保つ」という助産が難しくなることに気づく。そして、支援がうまくいけば…（いかないこともあるが）、次の健診場面では、大潮さんが学生の提案を実践して症状も改善し、さらに前向きな妊娠生活を送る…。このような流れを通して学生は、自分の存在が大潮さん固有の物語に影響を与えることを実感し、自身が行ったケアの評価に手ごたえを感じる。また、こうしたマイナートラブルのように大きな異常ではなくても、「今のちょっと気になる症状」が今後の妊娠・分娩経過にどのような影響を及ぼすのかを予測し、援助することの小さな積み重ねが、必ずしも「医療介入」を前提としない「正常性に軸をおく」助産であることを、具体的な経験の中から学ぶ。そして、このかかわりこそが、神話で学習した、異常を寄せ付けないように「カニを掃く」という行為につながることであると気づく。

　また、この科目では、実技試験や筆記試験も課されているが、アイデンティティの形成をみるために、成績とは関係のない評価として、妊娠・分娩・産褥各期の大潮さんへのかかわりが終了した時点で、学生には「振り返りシート」に自由な感想を記述してもらう。そこには、あたかも対象が実在するかのように、「大潮さんのお腹が大きくなっていくのが嬉しかった」と、大潮さんと共に妊娠期を歩む喜びや、無事に希望する形での出産を実現してほしいと願う気持ち、出産や子育てに向けた、わくわく感など、助産の醍醐味を感じはじめていることが、たしかに読み取れる。こうした密な3か月を経て、学生たちは、臨地実習へと向かう。

④実習でのかかわりの中でアイデンティティの醸成を促すパフォーマンス評価
Ⓔ10例の分娩介助と病院継続事例とのかかわりで醸成されるアイデンティティ
　助産師教育においては、やはり臨地実習がメインである。学生たちは、このために学内での準備を積み重ねてきたので、それを実習で発揮することが、アイデンティティの醸成へとつながる。病院実習では、分娩介助記録や技術評価表など、診断や技術などの実践能力を評価することが主となってくる。しかし、このときも、たんなる技術だけではなく、対象との直接的なかかわりの中で助産師のアイデンティティが醸成されるよう、ナラティブな記述も重視している。その一つが「バースレビュー」であり、対象者の言葉をどう引き出し、その人の視点からの出産体験をどう理解したか、という点から学生の成長をみている。そして、もう1つが1例ごとの「分娩介助からの学び」の記録で、これに、その時々に自分が悩み、考え、喜んだ過程を書き残すことで、助産師としての心の成長も可視化できるようにしている。

Ⓕ助産院実習で「正常」を保つ助産の真髄に触れ、醸成されるアイデンティティ

　本学では、病院で受け持つ継続事例に加えて、選択制で助産院の継続事例を受け持ち、自然出産に立ち会う機会を持つことができる。ここでも、学生との面接や、学びの記録からパフォーマンス評価を行っている。

　助産院では、助産業務ガイドラインに沿って、病院への搬送基準が定められているため、予定日を超過して「来週までに陣痛が来なければ病院に搬送になる」というリミットを考えながらの妊婦健診場面にも出会う。そのとき、もっとも焦り、不安になるのが、ほかの誰でもない、助産学生自身である。開業助産師は、助産院での出産に向けた努力を最後まで続けつつ、あまり余計な介入はせずにゆったりと待つ。妊婦自身も、「この子が生まれてきたいタイミングを待ちます…」と搬送も受け入れたうえで最後の一週間を前向きに過ごそうとする。このときに学生は、はっとして、「待つこと」の大切さを知る。そして、これまで共に健診やヨガなどの体づくりで培った「対象の力を信じよう」という考えへと気持ちを切り替える。また、冷静になると、現時点での対象は「正常」であるという診断に行きつく。そのようなギリギリの状況の中で無事に陣痛が開始したとき、あとは学生が何もせずとも、産婦主体で分娩が進む様子を目の当たりにして、本当の意味での「対象が持つ力」を知る。こうして、これまで自分がわかったつもりになっていた「正常」や「対象の持つ力を信じる」ということが、じつは言葉だけで、実践とつながっていなかったことに気づく。「正常」を保つ助産の真髄が、はじめて現実味を帯び、「わかった」に変換される経験の中で、アイデンティティが醸成される。

⑤原点に戻り、芯のあるアイデンティティをつくるためのパフォーマンス評価

　最終段階では、もう一度原点に戻って芯のあるアイデンティティ形成を目指し、国家試験後もいくつかの講義を設定している。その際に、レスポンスやゴール編のシートを書かせる中で、学生の最後の成長を読み取っている。

　Ⓖ１年間で成長した自分に気づく：３月８日の「母子と助産師の日」

　３月８日は、「母子と助産師の日」で、学生たちは、高忍日賣神社で催行される安産福運大祭の神事に参列する。修了を間近に控えた学生たちは、４月に訪れたときの自分を思い起こし、新鮮な気持ちになるとともに、１年前の自分とは違い、たくましく成長した姿でこの場所に戻ってきたことへの感慨深さを実感する。そして、神事で母子の健康を願う中で、あらためて「助産師は母子を守る存在なのだ」と原点に戻り、４月からは、いよいよ助産師として働くことへの意欲を高めている。

　Ⓗ将来ビジョンを描く：ゴール編の記述

　修了式直前の最後の講義で、入学前に記載した「スタート編」のシートを返却する。学生たちは、１年前の自分からのメッセージを受け取り、「ゴール編」のシートを記述する中で、助産学生としての自己の成長を実感する。また、この中には、

　４月に罠をしかけた「もしも産科が閉鎖したら」を再度記述する項目もある。しかし、この時にはもう、自分だけのことを考える学生はほとんどいない。学生たちは、残された母子を第一に考え、どのようなシステムを構築するか、医療連携はどうするか、自分にできる援助は何か…を具体的に考えられるようになっている。助産師の役割がわかり、「寄り添う」方法がわかった学生たちの記述から、アイデンティティが十分に育ったかどうか、はっきりと見て取れる。

　そして、そのシートには、これからのキャリアを描き、就職して１年後の自分へのメッセージを書くことで、「助産師１年目スタート編」の意味も持つ。ゴールはすなわち、新たなスタートである。さらに、その１年後の３月には、教員から「就職しての１年間はどうでしたか？」と経験や近況を尋ねるメールを送る。修了生たちの返信から、助産師として成長を遂げている姿や、行き詰っている姿を読み取り、応援メッセージをやりとりすることで、また、原点に戻れるよう、支援している。

（４）成果と今後の課題

　助産師のアイデンティティという目に見えにくく、また、成績としての評価にそぐわないものを、どう育て、その成長をどう読み取っていくか、助産の教員に課せられた課題であろう。１年を通して様々な科目で、継続的に助産師としてのあり方を考えさせ、書かせるという取り組みは、こうして全体を俯瞰してみると、１つ１つの科目を通した成長が、根っこでつながっていくことで、より強固になり、助産師としてゆるぎないアイデンティティが形成されていくことを感じる。

　また、成績評価にも入らないこれらの取り組みは、もともと教員が学生の思いを知って支援につなげたいと始めたものであり、じつは、これまでパフォーマンス評価をしているという意識はなかった。しかし、学生の成長を評価表で「できた」と評価することだけでなく、学生に自分の思考を言葉で記述させることにより、その深まりを可視化することも、パフォーマンス評価なのだと気づかされた。そして、自分で記述するだけでなく、それを教員という立場の者がしっかりと見届けることで、学生は成長を実感できることから、他者が「評価」することに大きな意味があると感じた。

　しかし、現実には、臨床で活き活きと活躍する修了生ばかりではなく、重責に耐えられず早くに辞めていく姿や、現場で業務に流される姿を見ると、助産師としてのアイデンティティが十分に育っていたのか…と反省することもしばしばである。また、学生時代に培った理想とする助産師像と現場の乖離があるのではないか…と感じることもある。助産師のアイデンティティを育てるために、教育ができることは何なのか、今後も模索していきたい。

（今村朋子）

2−2　重層的なリフレクションを基盤とした学生の思考力を強化する教育

はじめに

　聖路加国際大学（以下、本学）では、2005年に助産教育を学部4年間の中での教育から大学院教育に移行した。大学院では、看護学研究科博士前期課程（修士課程）において看護学専攻とは別に、ウィメンズヘルス・助産学専攻を新たに増設するという体制をとった。異なる専攻を設けたのは、学問としての独立性、そして専門職としての助産師の自律性を重視したためである。

　大学院2年間の助産教育では、63単位以上を取得する必要があり、講義、演習、実習に加えて、学位論文として課題研究の提出が必須となっている。2023年度の助産師になるためのコースの学生数は、1年生14名、2年生14名、合計28名である。教員は、大学院助産学担当4名、学部周産期看護学担当3名、全体的にかかわる教員1名である。これらの教員で、博士課程の学生、JICA（国際協力機構）コースの学生、修士論文コースの学生等の教育も行っている。

　助産師は、開業権を持ち、国際的にも自律した専門職である。ローリスク妊産婦の妊娠期、分娩期、産後の健康の向上、異常の早期発見と対応を的確に行うために、臨床判断能力は欠かせない。さらに、近年の妊婦の高年齢化、それに伴うハイリスク化が進んでおり、助産教育においてもハイリスク妊産婦の妊娠期・分娩期の診断やケア、異常時の対応を学修する必要が高まっている。実習においても、ローリスクの妊婦のみならず、合併症を持った妊婦、メンタルヘルス不調を抱える妊婦、分娩誘発や麻酔分娩など医療介入を行う産婦を受け持つことは稀ではない。そのため、ローリスクならびにハイリスク妊産婦の管理について、講義による知識の習得にとどまらず、アセスメントおよびケア能力が必要となっている。その基盤となる臨床判断の思考力および助産スキルの習得を目指し、教育を改善する必要があると考えた。実習において、学生が妊産婦の症状や助産師の対応を観ても、「頭が真っ白」「見るべきところがわからない」「覚えていない」との発言が多く、その後の学修につながらないことからも必要性を強く認識した。

（1）本学の特徴と育てたい学生像

　本学大学院看護学研究科の理念では、看護学の理論構築と応用研究および高度な実践能力の教育と、社会が直面する健康課題に取り組み、実践者および教育研究者を育成することを目的としている。アドミッション・ポリシーでは、グローバルな視点、実践と概念を結びつけるための抽象的思考能力の基礎を備えている者、自分の考えを表現し、他者からのフィードバックを柔軟に受け入れて統合する力を備え

ている者、関心ある現象に迫るために、専門知識と実践能力を生かして自ら行動し変化を起こす意欲を備えている者と示されている。このアドミッション・ポリシーから本学大学院にてどのような学生を育てたいかが見えてくる。助産教育においても、これらを基盤に、我々が育てたい学生像、つまり獲得が期待される能力として5点をあげている。それは、正常妊産婦の診断・ケア能力、EBMを基盤とした実践変革力、職業人としての強靭性、国際協働に向けての柔軟性と適応力、ハイリスク妊産婦へのケア能力であり、このような能力を獲得するために、主体的・意欲的に学べる学生ということができるだろう。

（2）重層的なリフレクションによる助産技術と思考力の強化

①導入のきっかけ

　分娩期の産婦のアセスメントとケアは、産婦（胎児を含む）の状況が刻々と変化していくことが特徴であり、急変による緊急対応が必要になることは珍しくない。さらに、分娩のプロセスは、個別性が高く、一人ひとり異なる経過をたどる。したがって、助産実践においては、その時その場での多角的な情報収集、適時に産婦や胎児の変化に気づくこと、それらを基盤とした的確な臨床判断が大変重要である。

　助産学生がこのような能力を習得するためには、どのような学修が必要なのか？特に近年の産婦のハイリスク化、医療介入の増加という現状において、臨床判断は「学生だからできなくて仕方ない」では済まされない。学生だからこそ、その基盤となる能力の育成を開始する必要があるのではないかと考えていた。そのとき、タナー（Tanner, C.）の臨床判断モデルと出会った。このモデルは、看護教育の中でも注目されていた。臨床判断モデルは、学生のときに学ぶ看護過程と実践家である看護師の思考プロセスの相違（ギャップ）の存在に端を発している。より実践的な思考を学生が獲得することを、タナーは"Thinking like a nurse"と表現しており、我々は助産教育において"Thinking like a midwife"を目指した教育の構築を目指したいと考えた。

②タナーの臨床判断モデル

　ここで臨床判断モデルを紹介する。臨床判断モデルは、看護師が患者へのケアに至るまでの思考過程を示している。そのプロセスは、4つのフェーズ①気づく、②解釈する、③反応する、④省察（する）で構成され、これらが循環するものとして示されている。図3.2.2.1を見てみよう。

　まず前提として、看護師は、看護師の背景として知識や価値観を持っており、患者の特性や疾患・症状、置かれている状況、今までの経緯、患者と周囲の人々との関係性等のコンテクスト（文脈・状況）を理解した上でケアの場に向かう。たとえば助産師であれば、状況に合わせ情報の質と量は異なるが、産婦のケアを行うとき

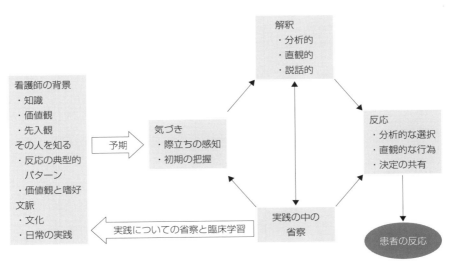

図3.2.2.1　臨床判断モデル 改訂版
出典：Joel(2022)（タナーの許諾、確認を経て、細田泰子、根岸まゆみによる翻訳。
細田他（2022）に掲載された図を、三浦・奥（2022）より転載）

　には、必ず必要な情報を入手する。そして、分娩室に入ったら、即座に全体を感知
し、初期把握（臨床判断モデルでは「①気づき」）を行う。助産師は五感をフルに使っ
て、見て、触って、においで気づくことが特徴的である。初学者にとっては、まず
①気づくことが難しい。産婦や家族と会話をしながら、全体を見ること、その中で
必要な情報を把握することができないため、的確な解釈に至らないと言える。そし
て、助産師は現状を把握すると同時に、「②解釈する」を行っている。コンテクス
トを基盤に、初期把握をして、それらを統合して臨床判断を行う。
　解釈に基づいて、ケア（行為）を行うが、患者の反応を見ながらその場で省察し、
ケアを継続したり、調整したり、または変更したりしている。一連のケアの終了後、
全体を省察することで臨床的な学びが深まる。省察は、次の臨床判断のサイクルに
生かされ、より精度が高く、質のよいケアの提供につながっていく。助産教育にお
いては、分娩介助した後の振り返りとして省察が普及している。
　この臨床判断モデルは、学生への教育において、ケアに至った経緯ならびに助産
師のアセスメントとケアをわかりやすく説明する共通言語として、大変有用である。
①気づく、②解釈する、③反応する、④省察（する）の４つのフェーズに沿って説
明することで、助産師の頭の中で行われている思考過程を整理することができる。
臨床判断モデルの詳細については、三浦・奥（2022）を参照していただきたい。

　③具体的な演習・実習における取組み
　助産教育において、周産期に限っても、妊娠前、妊娠期、分娩期、産後と様々な
演習や実習が組み込まれている。前述の臨床判断モデルを基盤に、助産技術および

思考力の強化を目指して、各期の目標、教授内容、方法、評価などを再検討して
いった。本節では、具体的にどのように組み立ててきたのかという経緯、その実際
的な内容と方法、そして今後の課題について、分娩期、とくに「分娩介助」の学修
を取り上げてみたい。

　●取り組みの経緯

　この取り組みは３年程度をかけて検討した。その経緯としては、学部での母性看
護学・周産期看護学での実習での経験値が下がっていること、カリキュラム評価の
結果から単位当たりの時間数が多すぎるとの指摘などが背景にあった。全国的に出
生数の減少があり、学部での実習において、分娩期の看護や分娩の見学を行ってい
ない学生が増えてきていた。これらの経験がないことは、つまり、現象の理解が不
十分であるためイメージができず、とくに演習においては効果的に技術の習得がで
きないという課題があった。また、単位当たりの時間数が多すぎるという評価を受
けたため、できる限りコンパクトにして効果を上げる効率性を考慮する必要があっ
た。妊婦のハイリスク化、医療介入の増加などから、学修すべき内容が結果的に増
えてしまっていたという反省がある。本当に増やすべきことは何か？逆に削れると
ころはどこか？を検討して、精選する必要があった。

　そこで、効率的に教育効果を上げるために、どうしたらよいかを教員間で検討し
た。その過程では、じつは白熱した議論や苦労があった。教員によって重視すると
ころが異なっていること、学生の特性や負担度（反転授業を取り入れるとクラスの前の
課題が増える）とのバランスなどから折衷案を見出すことに時間を要した。また、
本学では社会学、心理学、統計学などの基盤科目、看護教育学や管理学などの専門
科目のクラスが同時期に開講されているため、他の科目とのバランス（他の科目と
重なっているところはないか？レポートなどの課題が同時期になっていないか？）を考慮し
て検討する必要があった。結果的には、見直したことで、新しい発見もあり、有意
義な時間であったと考える。

　●基礎知識の習得

　分娩介助の演習の前には、もちろん基礎知識の習得のためのクラス（座学）が組
まれている。クラスにおいても、主体的な学びを促すためにグループワークを中心
とし、反転授業を基盤としたｅラーニング＋講義にて構成している。グループワー
クでは、いわゆる事例の展開を行うが、まず個人ワークで取り組み、その上でグ
ループワークに参加することにしている。グループワークの短所として、やる学生
とやらない学生のグループへの関与の差が大きくなることがあげられる。したがっ
て、グループワークの前には、個人ワークを設定し、成果物は回収して教員からの
フィードバックを行っている。事例展開では、１事例の分娩経過を５分割し、情報
の収集、アセスメントとケア計画について、グループディスカッションを行う。事
前課題としては、上記の個人ワークに加えて、分娩の実際を知るためのＶＴＲや動

画の視聴などを加え、情報収集では、学習用の電子カルテを用いたりと、できるだけ実際をイメージしながらの学修となるようにしている。これらの実際については、馬場他（2021）、蛭田他（2020）、蛭田他（2023）を参照してほしい。

　●分娩介助の演習の実際

　臨床判断モデルに基づき、分娩介助の演習においては、助産技術（ここでは分娩介助技術）の習得に加え、思考力の強化を主要な目標とした。分娩介助というと技術の習得がメインとなるが、その際必ずアセスメントが必要である。本節では、分娩介助技術の習得と思考力の強化に分けて示す。

　基本的な分娩介助技術は、繰り返しのトレーニングで習得することができる。繰り返しのトレーニングにはある程度の時間を要するが、できるだけ効率的にできるよう工夫をしている。分娩介助技術の習得に向けての重層的な体制をとっている。トレーニング、OSCEによるパフォーマンス評価、フィードバック、リフレクションを教員、先輩学生、臨床助産師と多様な視点から行うところが特徴的である。

　分娩介助技術といっても、たくさんのスキルが含まれている。清潔操作、ガウンやグローブの着脱、導尿、内診、会陰保護など基本手技を安全に行うためにはトレーニングが必要である。これらの技術については、まず、実習病院の助産師に来てもらってファントームなどを用いてデモンストレーションしてもらう機会を設定している。それを撮影させていただければ、学生は繰り返し見ることができる。本学では、複数の実習病院に分かれて分娩介助の実習を行っているため、複数人の助産師に集まってもらうことになる。学生は、自分の実習病院以外の助産師のデモンストレーションを見ることもでき、病院による違いを知る機会となる。学生によっては、各病院の共通点を見出し、助産技術のコアは何かを考察することができる。

　デモンストレーションの後は、自主トレーニングとしている。基本手技についてはOSCEで使用するチェックリストを活用して、同じ実習病院に行く学生同士で互いに評価している。自主練習は、クラスの時間外に位置づけている。

　分娩介助技術の習得に向けての自主トレーニングでは、教員ならびに2年生の先輩学生がフィードバックできるよう体制を組んでいる。ちょうど1年前、同じ実習病院で実習した2年生がデモを見せたり、その病院での分娩介助の特徴を捉えてフィードバックしたりしている。2年生にとっても、アウトプットすることで記憶の定着が促され、"教育"を経験する貴重な機会となる。また、教員は、曜日と時間を決めて、希望者にはフィードバックをしている。学生は、目的によって先輩学生と教員を使い分けているようである。多様な視点からのフィードバックは、より正確かつ柔軟性を持たせた技術の習得に役立っている。

　分娩介助技術のOSCEは、チェックリストを用いて2名の教員で評価している。OSCEにおける産婦役はできるだけ学生が知らない方にお願いしている。よく知っている教員が産婦役をすると、馴れ合いになってしまったり、臨場感に欠けること

があるためである。分娩介助技術のOSCEは、評価が終わったら個別にフィードバックし、リフレクションの時間をとっている。フィードバックは、評価している教員のみならず、産婦役からどう感じたかという率直な感想を述べていただいている。「上から見られているように感じた」「表情が不安そうだった」など産婦の目線からのフィードバックは、学生のコミュニケーションスキルの振り返りになる。また、多くの学生ができていない項目がある場合は、後日全員を対象としたフィードバックの機会を持っている。これは、個別のリフレクションの時間の短縮にも役立つ。

　次に、分娩介助の演習における思考力の強化については、我々がもっとも重視した改善点であった。たんなるスキルの習得ではなく、臨床判断に基づいて適時・適切なスキルを適用することに重点を置いた。臨床判断モデルを基盤とし、①気づく、②解釈する、③反応する、④省察の各フェーズを演習の目標や評価に組み入れた。学生の思考力を強化するための具体的な取り組みとしては、分娩介助の演習において実習病院の助産師のデモンストレーションの際に、「思考発話」を意識的に用いてもらった。思考発話とは、助産師にその状況や考えを声に出してもらうということである。具体的には、「何に気づき、どう解釈し、だからこのように行動する」を発言し、学生に伝えてもらうことである（三浦・奥、2022）。たとえば、分娩中の導尿は、ルーティーンで行うものではなく、膀胱充満程度の触診、最後に排尿した時間、飲水量などから膀胱尿量を予測、さらに児頭の下降や回旋、陣痛周期などの情報から導尿の必要性を判断する。助産師には、デモンストレーションをしながら、その思考プロセスを口に出して説明してもらう。教員からのフィードバック、OSCEのフィードバック、そして実習において、教員も思考発話を意識的に行っている。リフレクションの場面では、逆に学生から思考発話をしてもらうと学生の思考が把握できる。

　表3.2.2.1は、臨床判断モデルを枠組みとした問いかけの例である。アセスメントの部分は、主に「①気づく」および「②解釈する」であるが、①と②を分けて問うと、なぜ適切なアセスメントができていないのかがわかりやすい。学生の場合、まず「①気づく」が不十分であることが多い。それは、全体が見えないまたは視野が狭いことに起因している。または、気づかなくてはいけないポイントがわかっていない場合もあるだろう。アセスメントができない場合、「②解釈する」に焦点をあてがちであるが、じつは当然気づいているだろうことに（教員から見ると）気づいていなかったということが多い。

　学生とのリフレクションの場面、さらにシミュレーションにおけるブリーフィングやデブリーフィングの際に学生の思考を引き出すためには、表3.2.2.1の問いかけの例は有用である。ぜひ、使ってみてもらいたい。

　演習における思考力の強化について示したが、演習に引き続き実施される実習に

表3.2.2.1　臨床判断モデルを枠組みにした問いかけの例

背景	✅その状況に気づいたときのあなたと患者の関係性はどうでしたか。（例：患者や家族との過去の接点、関係の深さ） ✅このような状況で看護を提供する際、役立ちそうな過去の経験はないですか。既存の知識（例：生理学、心理学、コミュニケーションスキル）、似たような状況で患者を支援するのに役立ちそうな看護の経験や、個人的な経験はありませんか。 ✅この状況での看護師の役割は何だと思いますか。 ✅この状況で働く看護師として、あなたはどんな役割があるという信念をもっていますか。 ✅この状況についてどのように感じましたか。
気づく	✅この状況についてはじめに何に気がつきましたか。 ✅患者や家族ともっとかかわったとき、どのようなことに気がつきましたか。
解釈する	✅この状況について、あなたは何が起こっていたと考えましたか。（例：原因、潜在的な解決策、気づいたパターン） ✅以前に似たような状況に遭遇したときの状況を教えてください。最近の状況と比べて、似ている点や異なっている点について考えてみてください。 ✅この状況について考えるとき、他にどのような情報（例：アセスメントデータ、エビデンス）が必要でしたか。それらの情報はどのように手に入れましたか。問題解決のために指導者からどのような支援を得ましたか。 ✅（結論）あなたが観察したことや獲得した情報から、何が起こっているという確信を得ていますか。その考えは、観察内容や情報とどのように関連していて、整合性はありますか。病態生理学的な視点や精神的な視点も含めて考えてください。
反応する	✅この状況について考えてみたところ、患者や家族のゴールやスタッフがすることは何だと考えましたか。どのような看護実践や介入を実施しましたか。 ✅患者や患者以外のこの状況にかかわる人々に対して看護を実践したとき、あなたがストレスに感じたこと、困ったことを説明してください。
行為の中の省察	✅何が起こったのですか。患者や家族、スタッフはどのように対応しましたか。あなたは次に何をしますか。
行為の後の省察	✅この経験をとおして広がったり、増えたりしたと思う看護の方法を3つ教えてください。 ✅もしもまた同じ状況に遭遇したとき、今回とは異なる方法を取ると思うことを3つ挙げてください。 ✅将来また同じような状況に遭遇したときに身につけておくことが必要だと思う知識や情報は何でしょうか。 ✅この経験をとおして生じた、あなたの価値観や感覚の変化について教えてください。

出典：Nielsen et al（2007）をもとに三浦・奥が訳（一部加筆）（三浦・奥（2022）より転載）

おいても同様に、助産師とのリフレクション、教員からの学生の記録や自己評価へのフィードバックを行っている。さらに、個別のフィードバックに加えて、実習中に学内に戻る日をつくり、事例検討会を開催し、学生全体でのリフレクションも行っている。実習にて、①気づき、②解釈、③反応、④実践の中の省察の循環が思考力、ひいては実践能力の育成に関与するのではないかと考える。

（3）取り組みの成果

　本節では、分娩介助における演習および実習の改善の取り組みについて示したが、同時期に、周産期異常（分娩時多量出血、常位胎盤早期剥離／子癇発作、妊娠高血圧症候群／HELLP症候群）の臨床判断力を高めるためのプログラムも開始した。周産期異常

のプログラムにおいても同様に臨床判断モデルとブレンド型学修（基礎知識はオンデマンド配信にて各自で習得し、議論や演習は対面授業で実施）を基盤とし、方法としてはシミュレーションとリフレクションを中心としたプログラムである。このプログラムの学生からの評価として「ウェブラーニングとシミュレーションによる知識の定着と促進」「シミュレーションによるイメージ化促進」「自分の達成レベルの明確化」の3点が報告されている（小黒他、2020）。分娩介助の演習や実習においても、同様の成果があったと考えられる。言い換えると、学生の知識や技術の定着、自己効力感の向上、課題と目標の明確化が促進されたと評価できる。客観的ではないが、学生が自ら自主トレーニングを計画し、主体的に学ぶ姿は印象的であった。もちろん「何度練習してもOSCEに合格するか不安」「疲労がたまっている」「多重課題に対応できない」等の声も聞こえる。学生に対しては、できていることはしっかりフィードバックすること、情緒的なサポートの重要性は言うまでもない。学修目標、内容や方法、課題については、つねに精査し、ときに目標を下げること、学修内容や課題を減らすことも検討すべきである。

（4）今後の課題

　分娩介助技術の習得、思考力の強化に向けて、主に演習の改善について述べてきた。毎年、少しずつの改善を続けているが、今後に向けての課題と対応を以下に示す。第1の課題は、社会の状況や変化による演習や実習への障壁である。COVID-19感染拡大など社会の変化によって、改善した演習や実習が実行できないという状況が生じる。新たに組み立てた演習・実習計画が実施できず、改善前よりもできない状況に陥った。このような中でも、教員間でディスカッションを重ね、主に思考力の強化に貢献するようなICTを活用したweb学習教材の開発に至った（蛭田他、2023）。模擬産婦と模擬助産師学生が演じる一連の分娩場面の動画を作成し、学生がその状況から気づきが得られるようなディスカッションを展開した。このような教材は、ポストコロナの状況でも活用することができる。

　第2の課題は、教員の異動や退職に伴うマンパワー不足の可能性である。改善した演習のプログラム自体は引き継がれるが、新たな教員への教育は必須となる。また、全体のマンパワーの不足に対して、つねに効率化を考慮すること、教育内容の見直しが重要であろう。前述のICTの活用は、解決策の一つになる可能性がある。ICTの活用によるeラーニングや電子カルテなどの教材に要するコストはまた別の問題として発生している。

　第3に、出生数の減少などにより実習における経験が少なくなり、実践能力が下がる可能性である。演習において、技術トレーニング、シミュレーション、ロールプレイなどを導入し、技術と思考力の習得に努めたとしても、実習には代えることができないと感じている。今後は、実習の機会を増やす努力をしながらも、一つひ

とつの分娩を大事にし、そこからのリフレクションや事例展開へと発展させることも考えていきたい。

　本節では、重層的なリフレクションを基盤とした学生の思考力を強化する教育、とくに分娩第2期・分娩介助の演習の改善に向けた取り組みのプロセスを紹介した。パフォーマンス評価は、スキルと思考力の両者を合わせて行う必要があり、臨床判断モデルで示されているように①気づき、②解釈、③反応、④実践の中の省察を演習、実習にて循環させることが実践能力の向上につながることを再度強調したい。

（片岡弥恵子）

2−3　講義・演習後の実習前OSCEの展開──実践能力の質保証に向けて

はじめに

　本節は、パフォーマンス評価の一つである客観的臨床能力試験（Objective Structured Clinical Examination：以下、OSCE）について説明する。OSCEはハーデン（Harden, R. M.）ら（Harden & Gleeson, 1975）によって開発された、臨床能力を客観的に評価する方法であり、認知領域（知識）に比べて評価が難しい技能や態度、マナーなどの精神運動領域も適正に評価ができる。わが国では1993年にはじめて実施され、2005年からは医学・歯学教育での臨床実習前の共用試験として導入され、その後看護学・助産学の分野でも取り入れられている。筆者は、助産師基礎教育修了時の学生の実践能力と医療現場で求められる実践能力に乖離があることを感じ、前任校で2013年より学士課程での分娩介助実習（以下、分娩期実習）終了時の実践能力を評価するためにOSCEを取り入れた。

　一方、近年患者の重症化や複雑化、在院日数の減少、医療安全や患者の権利擁護の観点から、看護師基礎教育の臨地実習で実施可能な看護技術の機会や範囲が制限され、さらに周産期においては、分娩数の減少や実習施設の確保の困難さがあり、妊産褥婦や新生児のケア、退院指導や沐浴指導、分娩を見学していない学生が増加傾向にあり、助産師教育機関に入学する学生のレディネスの低下と、周産期医療現場で助産学生に必要とされる実践能力との乖離を感じている。加えて、臨地実習では緊張感や時間的制約などの緊迫した中で、妊娠経過を踏まえながら、刻々と変化する分娩経過や産婦、家族の状況に応じて知識や技能、態度を活用し、正常な分娩経過の助産診断とそれにもとづくケアを臨機応変に行うことが求められる。そのため、2018年に開設した同志社女子大学（以下、本学）大学院博士課程（前期）での助産師教育では、既存のモデル人形を用いた学内演習や技術試験に加えて、分娩期実習前にOSCEを導入した。本節では、本学でOSCEを導入した過程とその実践結果について述べる。また、全国の助産師養成機関での導入を検討しているOSCE実践事例については第Ⅱ部2−1を参照いただきたい。

（1）本学の実習体制と目指す助産師像

　本学は、看護学部（学生定員90名）ウィメンズヘルス領域と看護学研究科助産学実践分野（学生定員3名）を教員5名で担当している。臨地実習では、1年生9月の助産学実習Ⅰ（2単位）は産褥・新生児期実習、1〜2月の助産学実習Ⅱ（7単位）は分娩期実習であり、褥婦・新生児のケアや保健指導の実施、産婦のケアや経腟分娩の介助など、周産期における正常を診断できる能力、正常からの逸脱を見極めるスクリーニング能力、正常逸脱の予測と予防的ケアなどを主体的に実践できる

能力の修得を目指している。2年生4〜10月には、助産所において妊娠期から産後まで継続的に受け持つ継続事例実習（助産学実習Ⅲ　2単位）、2年生7月の助産学実習Ⅳ（2単位）では、MFICUおよびNICUでハイリスク妊産褥婦および新生児を受け持ち、9〜12月の助産学実習Ⅴ（2単位）では、助産所で助産管理実習を行っている。これらの実習では妊娠・分娩・産褥・新生児期の診断、ハイリスクに対応できる助産診断能力と実践能力、対象とその家族の特性に合わせた包括的な助産ケアを自律して提供できる能力を修得した助産師、さらに助産師の責任と役割を認識し、専門職としてのアイデンティティを育むことができる助産師の育成を目指している。

（2）妊娠期・分娩期OSCEの概要

①目標

・妊産婦の状態に配慮しながら安全で適切な妊婦健康診査（以下、妊婦健診）に伴う妊娠期のケア、分娩介助を含めた分娩期のケアができる。

・妊娠経過や分娩経過に応じた助産診断とその修正ができる。

②対象者

博士課程（前期）助産学実践分野1年生3名

③学生のレディネスとOSCEのスケジュール

学生は妊娠・分娩・産褥・新生児期の助産診断技術学の講義や演習を終えている。

妊娠期から分娩期への継続性を学習させるため妊娠期OSCEと分娩期OSCEは同一の妊産婦としている。また、妊娠期OSCEと分娩期OSCE第一場面は同日、分娩期OSCE第二〜四場面は翌日に行っている。

④実施時期

1年生12月上旬（分娩期実習の約1か月前）に実施している。

⑤実施時間

1人の学生につき妊娠期OSCE58分、分娩期OSCE100分である。

⑥妊娠期OSCEの場面・課題

妊娠39週の妊婦健診であり（表3.2.3.1）、OSCE時には母子健康手帳と助産録を情報として提供し、妊娠経過を把握した上で妊婦健診を実施する。フィードバックは、まず学生が自己のパフォーマンスを振り返り、その後に模擬患者と評価者に

より口頭での指導に加え、手技の確認による指導を行っている。その後、妊娠全期間を通した助産診断のレポートを提出させている。

⑦分娩期OSCEの場面・課題

　各場面と課題を表3.2.3.1、ステーションの配置を図3.2.3.1に示した。電話連絡から来院、分娩第1〜3期を四つの課題から構成し、分娩進行に伴う助産診断を適宜修正しながら進めていく。第一場面は妊婦からの陣痛発来の可能性を示唆する電話連絡の場面である。この場面では、妊娠期OSCEでの助産診断を踏まえ、電話連絡時の妊婦の情報から、来院時に予測される助産診断を15分で行う。次に、産婦の来院場面（第二場面）から開始する。第二場面は来院時診察と診察結果から入院の判断、分娩進行状態の診断を25分で行う（受験生が時間の延長を要望すれば10分程度の延長を認めている）。第三場面は、産婦よりナースコールがあり、その対応や観察、分娩第1期のケアと第二場面の助産診断の評価と修正、分娩介助の準備時期の判断を20分で行う。第四場面は分娩進行に対応しながら清潔野を作成し、分娩介助を25分で行う。その後、妊娠期OSCE同様にフィードバック（15分）を行っている。

　本OSCEは、客観的臨床能力評価（Objective Structured Clinical Assessment：OSCA）のモデルを取り入れている。分娩経過という連続性があり長時間におよぶOSCEは、

表3.2.3.1　妊娠期・分娩期OSCEの場面・課題・時間・役割

	場面	課題	時間	役割と人数
妊娠期	外来（妊婦健診）	妊婦健診を実施する	18分（課題を読む3分、実施15分）	・評価者2名（タイムキーパー兼）・模擬患者1名
	学生による振り返りと模擬患者・評価者からのフィードバック		10分	
	妊娠期助産診断の記述	妊娠経過を診断する	30分	
分娩期	【第一場面】外来（電話連絡）	分娩開始を診断する	15分	
	【第二場面】病棟（来院〜入院）	来院時の診察をする 分娩進行状態を診断する ※入院判断含む	25分	
	【第三場面】病棟（分娩第1期ケア）	産婦と胎児の健康状態を診断する 分娩進行に伴う産婦のケアをする 分娩介助の準備をする	20分	・ファシリテーター1名（タイムキーパー兼）・評価者2名 ・模擬患者1名 ・模擬パートナー1名 ・模擬間接介助1名
	【第四場面】分娩室（分娩第2〜3期ケア）	経腟分娩を介助する 出生直後の母子接触・早期授乳を支援する	25分	
	学生による振り返りと模擬患者・評価者からのフィードバック		15分	

筆者作成

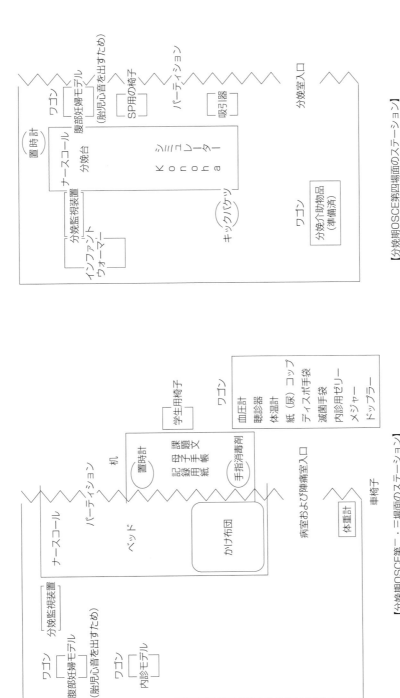

【分娩期OSCE第四場面のステーション】

【分娩期OSCE第二・三場面のステーション】

図3.2.3.1　分娩期 OSCE のステーション

SP：妊婦ジャケットを着用し、ストップウォッチまたは携帯電話で時間を計測しながら陣痛発作を演じる。また、携帯電話でナースコールと出生直後の児の啼泣の音源を場面に応じて鳴らす。

筆者作成

伊藤（2017）の臨床推論教育でも活用されており、分娩期の実践能力を統合的に評価できること、臨地実習では産婦の入院から分娩終了まで継続的に受け持つことから、実習を想定した状況設定ができる。さらに、臨地により近い環境設定としてLDRの再現、間接介助や先輩助産師（評価者が兼務）、パートナーを配置し、他者との連携や指導助産師への報告や相談、さらに家族への配慮をしながら助産ケアを実施する。また、学生が情報収集や助産診断を行う記録は実習記録を使用し、シームレスな実習への導入を期待している。

⑧運営体制と役割

　妊娠期OSCEはステーション毎に標準模擬患者（Standardized Patient：以下、SP）1名と評価者2名、分娩期OSCEはファシリテーター、SP、間接介助、パートナーを各1名、評価者を2名配置している。それぞれ2つのステーションを設けているため、妊娠期OSCEは計6名、分娩期OSCEは計12名で運営している。

　（1）ファシリテーター

　分娩期OSCE第一〜四場面は連続性があるため、ファシリテーターの教員を配置している。その役割は時間の管理、各課題の状況を学生に説明、学生の観察に応じた観察結果を学生に伝えることである。とくに重要な役割として学生の助産診断や課題の遂行状況に応じて、各場面の連続性を維持することである。具体的には、実際の分娩は長時間であるが、OSCEでは分娩第1〜3期を四場面で切り取るため、分娩経過は分断され時間をワープしながら進行する。そのため、場面が変わる際に、ファシリテーターにより今から〇分経過した時点から次の場面が開始することを伝えている。助産診断の修正が必要かどうかを発問により考えさせ、必要と判断した場合はその修正をさせる。ファシリテーターにより分娩経過の連続性を意識づけ、助産診断のタイミングを示し学生の思考の整理を助けており、学生の実施状況に応じ臨機応変な対応が求められるため、ファシリテーターの役割と育成は重要となる。

　（2）評価者

　ステーション毎に教員2名を配置している。学生の緊張感を増強させないために、できるだけ学生の視野に入らない位置で評価表に基づき評価をする。なお、評価は教員毎に行い、評価のすり合わせや相談は行わない。

　（3）SP（模擬患者）

　臨床で助産師として勤務経験があり、本学のスキルスラボの勤務者に協力を依頼している。出産経験を有し、自身の経験を活かした臨場感のある場面の再現ができ、妊産婦の立場からのフィードバックができる。さらに、日々学生指導に携わっていることから、受験生のモチベーションを損なわないように、よい点や改善点を受験生の個別性に合わせてうまくフィードバックしている。

　⑨合否の基準

　医歯薬学部OSCEでは70％以上を合格としておりこれを参考にしている。一方、実習前の実践能力として70％の合否基準の妥当性については検討が必要である。

（3）OSCEの準備

①OSCE実施要項・課題・評価表の作成

　OSCEのスケジュール・役割・課題・評価表、ステーション図などを記載した実施要項を作成している。OSCE課題と評価表は分娩期に求められる実践能力を評価できるように、OSCEの目的と目標を明確にし、多くの目標を盛り込まないように留意している。評価項目や評価基準は、自校だけでなく他校の教員とも何度も検討を重ね妥当性を確保している。判断やアセスメント、倫理的・心理的なかかわりであるプロフェッショナルとしての態度や行動に関する評価は、評価者の倫理観など主観に影響されやすく、評価者間で評価が分かれることも多い。そのため、評価項目や評価基準は詳細かつ明確に記載している。点数化については、加点式とし、さらに分娩期の実践能力として重要な必須項目は4点、それ以外は3点とする重みづけを試みている。なお、評価表は伊藤他（2019）を参照していただきたい。

　OSCEの設定時間は、教員が課題を実施した所要時間の約1.5倍に加えて、臨地実習で許容される時間を考慮して設定している。完遂率が悪い場合、OSCEの目標に対する到達度が評価できないこともあり時間設定は重要となる。また、課題遂行上、教員は必須と考える手技を実施せず、短時間で課題を終える学生もおり、課題文に「○○により観察して下さい」など、必須の手技を明確に示している。

②評価者とSPとの事前打ち合わせ

　ファシリテーターや評価者との打ち合わせは、事前の課題や評価表の作成時に相談しながら進めているため、OSCE実施要項の配布と注意事項など短時間での確認である。SPには事前にOSCE実施要項を配布し、それに基づいた説明、質疑応答の時間を設けている。OSCEでは標準模擬患者であることが求められるが、実施時間が長く、分娩進行という複雑なシチュエーションであるため、学生の対応も画一ではない。そのため、OSCEの目的や目標・課題、評価項目、想定される学生の言動、最低限決められたセリフ、学生が想定外の言動をしたときのアドリブ対応の範囲、SPとして禁忌である言動（たとえばヒントになるような言動、学生を惑わす言動など）について詳しく説明している。加えて、SPの妊娠や分娩の経過だけでなく家族構成、趣味、食事や運動などの日常生活、職業、妊娠や出産に対する思いなど妊産婦の背景も提示し、SPが妊産婦の状況をイメージしやすいようにしている。

③学生へのオリエンテーション

　OSCEを受験したことがない学生もおり、事前にOSCEの目的や方法、評価内容や評価方法、課題例、時間設定、環境設定、受験時の服装や持参物品、注意事項（たとえば、学生がどのように考え、その行動をしているのかは評価者にはわからないため、思考過程や臨床判断をその都度言葉にして表現しながら実施することなど）、分娩介助技術のみを評価する技術試験との相違などをオリエンテーションしている。さらに、OSCE開始直前にステーション内の見学と説明、使い慣れていない機器類などは使用方法を説明し体験させ、OSCE課題以外のことで学生が戸惑わないように配慮している。なお、学生の練習時間を確保するため、講義や演習、分娩介助技術試験からOSCEまで一定の期間を設けている。

④物品とステーションの準備

　OSCE前日までにOSCE課題に必要な助産録や分娩監視装置の所見、産徴が付着したパッドなどを作成し、OSCE前日にステーションのセッティングを教員が行っている。とくに工夫していることとして分娩監視装置の所見は手書きで作成し、産徴は超音波ゼリーに赤色の絵の具を混ぜてよりリアルに再現している。また、分娩介助は高機能シミュレーター（Konoha、京都科学）を使用している。本モデルは胎児を回旋させながら自動で娩出させ会陰部の伸展が再現できるため、従来のモデルに比べると分娩介助技術の評価がしやすい。なお、清潔操作での物品の準備は技術試験で評価ができるため、OSCE課題には含めず事前に受験生各自で準備させている。ステーション内には課題に必要な物品のみを配置し、他の受験学生やSPの声が聞こえないように2つのステーション間は充分な距離を確保している。

（4）OSCE後の自己評価

　学生は、OSCE受験後に評価表を用いて自己評価することにより、課題で求められている実践能力を理解する。その後、撮影したOSCE映像を視聴し、自身の実践能力の現状と今後の学習課題を明確化させている。一方、OSCE課題や評価表などの情報の漏洩防止対策として、評価表は教員の前で記載させ回収している。また、映像は個人で視聴し、コピーはしないことなどの対策を講じている。

（5）OSCE後の意見交換

　OSCE実施後に運営に携わった全員で意見交換をしている。学生個々の課題遂行状況や実践能力の現状と課題、OSCE課題や評価表の妥当性と信頼性、SP役遂行における現状と困難点について話し合う。評価の妥当性とは、評価したいことを評価できているかということ。評価の信頼性とは、誰がいつ評価しても同じ結果になるかということである。各学生の実践能力と必要な指導内容、OSCE課題の難易度

や評価表、SPの背景などの設定をディスカッションすることにより改善に繋げている。さらに、講義や演習の教授内容の見直しの機会にもなっている。

（6）教員と学生へのOSCEの効果

　教員2名が評価者となり、各受験生の評価やフィードバックを行うことで教員相互の評価基準を確認でき、認識の共有ができる。また、新人教員への教育方法・内容、評価基準などに関する指導にも繋がっている。さらに、場面を限定することにより、学生が分娩進行や産婦、胎児の健康状態を診断するプロセスが明確となるため、学生の行動の意図や思考過程も把握しやすい。また、陣痛の痛みに訴える産婦に対して、腰をさするなどの産痛緩和や呼吸法を説明し、産婦とともに実践する様子など、学生の産婦に向き合う姿勢や助産師としての態度を把握することができ、学生の総合的な実践能力が評価でき、教育の改善に繋がる。

　学生においても自己の実践能力の把握、課題の省察や明確化の機会となり、知識や技術が不足していることに気づき、主体的に練習を繰り返し行うなど実習への準備性を高めている。また、リアリティーのある模擬産婦を目の当たりにし、共感的・支持的ケアの重要性や分娩経過、産婦とその家族の様子に応じた助産診断とその修正を、限られた時間内に行わなければならない必要性と責務を再認識している。これらは、分娩期実習のイメージ化にもなっている。とくに、実習で想定される緊張感やプレッシャー下におかれた際の思考や言動の傾向、実践能力を実感できるため、臨地実習でのリアリティショックの軽減にも役立っている。

（7）OSCE実施における課題

①物品・場所・時間・人的資源の確保

　これらはOSCEを行うにあたりつねに懸念される事項である。ステーション数を増やすほど物品も必要となる。1人の学生が複数のOSCE課題を受験し、受験するOSCE課題に順序性がなければ交互に受験するなど、準備時間や必要物品数を減らす工夫をしている。場所や人員については数か月前から調整、確保しており、外部の人員を確保するには費用の負担も生じる。

②SP教育

　本学の助産OSCEのSPは、臨床経験や出産経験、学生指導をしたことのある者に依頼しているため、OSCEの目的や目標、評価基準に準じて受験生の想定外の言動にも臨機応変に対応をしている。しかし、「自分の言動が評価へ影響するのではないか」というSPからの発言もあり、SPの役割を担うことへの負担感を増強させないため、事前説明と質疑応答の充分な時間を設けている。

③OSCE課題と評価表の作成、時間設定、評価者教育

　OSCE後の意見交換や評価者間の評価の不一致率などを参考に、OSCE課題や評価表、設定時間を見直している。とくに、倫理的な評価項目については評価者間の相違もあり、繰り返し検討を重ね正確に客観的な評価ができる項目の設定を目指している。さらに、妊産婦に寄り添う姿勢は欠けるが、技術や臨床判断はできている場合の評価点は高くなる傾向にあり、そのような項目は問題あり／なしというチェック形式にするとともに、気になる学生の言動を記載する欄の作成や、医学部の共用試験で採用されている概略評価の採用により、全体の印象で評価することも考慮する必要がある。

　また、アセスメントに時間を要し、分娩期OSCE第二場面の延長も多くなり、制限時間内で完遂できるように事前学習や実習へ向け事後学習の充実が必要である。

（8）今後の課題

　今後の課題として、まずOSCEでは紙面でカルテや助産録を提示しているため、模擬電子カルテの導入によるシームレスな実習への移行、次に、実習施設の指導者に評価者として参画してもらい、臨床的な視点からのフィードバックを得るとともに、学生のレディネスの把握や学生との顔合わせの機会としたい。ただ、助産師は学生に高い到達度を求める傾向にあり、学生や教員が疲弊することもあり、事前に学生のレディネスや実習前OSCEの到達目標を十分に理解してもらう必要がある。最後に、分娩期実習において母子の安全が守られ、産婦やその家族、臨床側から学生の実践能力への信頼が得られるよう、実習前の学生の質を担保するため、自校の教員以外の第三者による他者評価についても検討していきたいと考える。

　筆者は、約10年間試行錯誤しながらOSCEを実施してきた。OSCEの導入を決定した当初は書籍や文献、研修会への積極的な参加、教員間での情報の伝達、共有により、シミュレーション教育やOSCEのノウハウを学習した。また学内で講習会を開催し、新人教員やシミュレーション教育の経験のない教員への周知を図った。しかし、OSCEの実施には課題や評価表の作成、物品や場所、人員の確保、評価者やSP教育にかなりの時間と労力を要するため、実施に懸念を示す教員もおり、まずは委員会を立ち上げ開始した。回数を重ねるうちに教員やSPも要領を得て、負担感は少なくスムーズに実施できるようになっている。さらに、学生の成長が可視化されることや、学生からの「自分のできているところ、できていないところがわかった」「緊張したが受験してよかった」「実習のイメージができた」「実習に向けて頑張ろうと思えた」などの反応は、教員だけでなくSPのモチベーションを向上させてくれる。その原動力は、教員が協力してOSCEを実施し、実践能力を評価することで学生を育てるという共通の目標を持つことである。その結果、教員間のコ

ミュニケーションがとれ、協働しながら教育方法の見直しに繋がっており、今後も改善を重ね続けていきたい。

（和泉美枝・宮川幸代・眞鍋えみ子）

2-4　リフレクションとMini-CEXによる実習のパフォーマンス評価の試み——助産所実習での到達目標達成に向けて

はじめに

　助産所は、できるだけ医療介入を少なくし、女性が自分らのペースで家族とともに出産できる出産場所の選択肢の１つであり、また助産師にとっては嘱託医との連携の上で、独立して助産ケアを行う場所である。助産所で出産した女性を対象にした調査では、産婦は助産師のケアに自然性を尊重する姿勢を感じ、寄り添われる体験をしていた（武田、2012; 野口、2002）。また助産所の助産師は、安全の確保や医師との連携をしながら、女性とその家族のペースに寄り添い、産む力を引き出すケアをおこなっていた（正岡・丸山、2011）。奈良県立医科大学（以下、本学）では助産所実習を通して、これらの深い助産ケアを学ぶ機会を得ている。しかしそれらの学びをどのように評価するかはこれまでも課題であった。

　さらに本学では助産所での実習を行う前に、病院での継続事例実習を含めた10例の分娩介助を行っている。これまで、分娩ごとの分娩介助技術を中心とした形成的評価は行ってきたが、態度面も含めた到達目標全体に対する評価は行ってこなかった。そのため現在、これらを含めたパフォーマンス評価を検討している。本節では、助産学実習において、対象者の個別性に応じて実践できる能力を評価する試みを紹介する。これは、実習の目標について、個々の知識や技術の習得度だけではなく、妊産婦の状況や気持ちに即して知識や技術を統合するという総合的なパフォーマンスを捉え、助産師としてのアイデンティティを育むことにつながると考えている。

（１）本学の助産師教育の変遷および大学院の特徴と、育てたい学生像

①本学の助産師教育の変遷

　本学は1945年に医学専門学校として設立され、1947年に奈良県立医科大学となった。看護ならびに助産師教育は、1947年に附属厚生女学部、1953年に附属准看護学校、1955年に附属高等看護学校として開校され、1985年には附属看護専門学校が開校し助産学科が設置された。その後、時代の流れとともに1996年に看護短期大学部が開学、1999年に看護短期大学部に専攻科助産学専攻が設置された。

　その後2004年に、看護短期大学部を４年制化することにより医学部看護学科が開設され、助産師教育は統合カリキュラムとなった。その頃の日本での分娩施設の状況として、2006年頃から奈良県および全国で分娩時の緊急搬送の受け入れ先が見つからない案件がおこった。受け入れ先が見つからない理由の１つとして産科医不足が課題となる中、ローリスクで正常経過の妊産婦は、助産師が妊婦健康診査と

分娩介助を行えるようにとの流れがあり、本学附属病院でも2011年に院内助産および助産外来の設置を決めた。これらの設立とともに、自律して活躍できる助産師の育成を目指し、2012年に当時はまだ少数派であった大学院修士課程での助産師教育が開始されることとなった。

②本学大学院の特徴

　助産学実践コースの修業年限は2年で、学生は1学年5名である。教員数は母性看護学と合わせて6名で、助産学実習はそのうち3名の教員が専任で担当している。

　修了要件は、設立当初は助産師国家試験のための28単位（現在は31単位）と、修士号取得のための30単位を合わせて58単位であった。その後、専門看護師（CNS）を含む高度実践コースが設置されたときに、修士論文である「特別研究」8単位を「課題研究」4単位に変更し、助産師教育の部分に実習を4単位増やした。

　現在は、助産師教育の35単位に、修士課程の26単位を合わせ、61単位となっている（図3.2.4.1）。看護研究方法論および看護理論の必修科目や、いくつかの選択科目は論文コースおよび高度実践コースの院生と同じ科目をとるため、他のコースの院生ともディスカッションの機会が持て、広い視野で学ぶことができる。

③育てたい学生像

　大学院の看護学研究科に設置されている助産師教育のコースであるため、実践能力に加えて研究能力も求められる。そのため、助産学実習においても実践と研究が統合され、対象者に合わせた根拠のあるケアが選択できることを目指している。

　一方、奈良県の分娩施設の特色として助産所での出生割合が他県に比べて多いことがあげられる。2020年の全出生数における助産所での出生割合は、全国の0.5％に対し（総務省、2020）、奈良県は2.2％であった（奈良県、2020）。他府県と比較して助産所が充実していることと、大学附属病院に院内助産および助産外来ができたこ

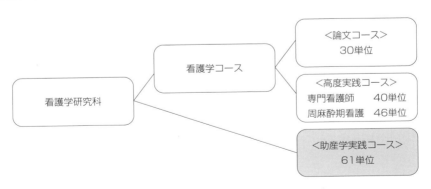

図3.2.4.1　本学大学院の全体像と、助産学実践コースの位置づけ
筆者作成

とから、これらの利点を活かした実習環境を整備することが可能となった。とくに
助産所実習では、妊娠中期から産後健診まで継続して受け持ちをしており、対象者
の希望次第では、6か月健診を過ぎても継続することもある。これらの実習を通し
て、修了時には根拠に基づきながら、妊産婦とその家族を主体にしたケアができる、
慣習や多忙さに流されない芯のある助産師を育てたいと考えている。

（2）助産学実習の概要と実習目標および評価

　①各実習の概要と実習目標および評価項目

　助産学実習は、「助産学実習Ⅰ〜基礎〜」から「助産学実習Ⅴ〜助産所〜」まで
15単位の実習を開講している（表3.2.4.1）。ここでは主に10例の分娩介助と継
続事例実習を行う実習Ⅱと、助産所での継続事例実習を行う実習Ⅴについて述べる。

　助産学実習Ⅱの実習目的は、「周産期にある母児や家族を対象に、既習の知識技
術を活用して助産過程を展開し、対象に応じた助産診断とその診断に基づく継続的
な助産ケアを選択する。実習を通して、助産師としての倫理観を養い、理想とする
助産師像を描く」であり、それを達成するための行動目標8項目（表3.2.4.2）
を設定している。実習終了時に用いる最終的な評価表は、この行動目標8項目に合

表3.2.4.1　助産学実習の概要

実習名	単位数	実習時期	内容
助産学実習Ⅰ〜基礎〜	1単位	1年前期	分娩に立ちあうか、分娩室のシャドーイングをする。集団指導の見学を行う。
助産学実習Ⅱ〜病院〜	9単位	1年後期	分娩介助実習、妊娠期・産褥期の実習、各保健指導、および継続事例1例を受け持つ。
助産学実習Ⅲ〜ハイリスク〜	2単位	1年後期	NICU・MFICUにおいて、ハイリスク妊婦、褥婦、新生児を受け持つ。
助産学実習Ⅳ〜健康教育〜	1単位	1年後期	集団指導を開催する。
助産学実習Ⅴ〜助産所〜	2単位	2年前年	継続事例1例を受け持つ。対象者の産後健診の状況によって、6か月頃まで受け持つことがある。

筆者作成

表3.2.4.2　助産学実習Ⅱの行動目標（評価項目は、25の下位項目を設定）

> 1）周産期各期における健康診査を行い、母児とその家族を統合して捉えることができる。
> 2）統合した情報を基に的確な助産診断ができる。
> 3）対象のニーズと臨床的根拠に基づいた助産計画が立案できる。
> 4）安全安楽に配慮した助産ケアが実施できる。
> 5）母児とその家族の主体性を尊重して信頼関係を結ぶ。
> 6）出産と生命の尊厳を守る。
> 7）助産師としてのアイデンティティ形成を目指すことができる。
> 8）助産師としての自律した態度を身につけることができる。

筆者作成

表3.2.4.3　助産学実習Vの行動目標（評価項目は、20の下位項目を設定）

> 1）助産所を選んだ女性とその家族を統合して捉え助産診断・計画立案ができる。
> 2）自然分娩に向けた対象のニーズと、臨床的根拠に基づいた安全安楽な助産ケアが実践できる。
> 3）助産所における助産管理を理解する。
> 4）母児とその家族との信頼関係を結び、生命の尊厳を守る。
> 5）助産師としてのアイデンティティ形成を目指すことができる。
> 6）助産師としての自律した態度を身につけることができる。

筆者作成

計25の下位項目を設定し、100点満点で作成している。

　助産学実習Vの実習目的は、「助産所での分娩を選択した女性やその家族を対象に、既習の知識技術を活用して助産過程を展開し、根拠に基づく自立した助産実践を学ぶ。さらに、高い倫理観と助産師としてのアイデンティティの形成を目指す」とし、行動目標6項目（表3.2.4.3）を設定している。同じく最終的な評価表は、行動目標の6項目に合計20の下位項目を設定し、100点満点となるように作成している。

　実習ⅡとVでは分娩介助を行うため、これらの最終的な評価表以外に、分娩介助ごとに技術評価表を使用している。

②助産所での実習の学び

　助産所での実習を通し、学生は精神的にも大きく成長する。病院での実習では、妊婦健康診査は決まった曜日や時間であることが多いが、助産所では妊産婦のスケジュールに合わせた健診となる。経産婦も多く、経産婦は上の子どもがおり健診の曜日が固定されにくいこともある。最初は自分のスケジュール管理に戸惑い、個人的な用事を優先したい気持ちを持っていた学生も、対象者に合わせて自分の生活を調整することが当たり前と考えるようになる。

　このような意識の変化は、助産院での妊産婦に対する助産師の姿勢から影響を受けている。一晩中分娩介助をし、あるいは泣き止まない新生児を抱っこし、ほとんど寝ないままに翌朝から外来を行う日もある。その時でも潑溂とした姿を見せ、丁寧に対応する姿を見て、助産師の役割と責任の重さを知るようである。学生からは、「助産所の先生はほとんど寝ていないのに、朝から潑溂として妊婦さんを迎えられる。私の指導をしてくれるときも疲れた顔を見せない」「自分の体調管理をして、元気でいることが大切だと思った」などの発言も聞かれる。

　また1回の妊婦健康診査にかける時間が長く、深いコミュニケーションがとれることから、妊産婦の個性、家族関係や親戚関係、生活環境など、しっかりと情報を得たうえで助産ケアを行うことができる。もし正常経過から逸脱した場合は医師管理となり、助産所で出産できないため、保健指導は重要である。万が一の場合は、助産所で出産したかった女性の希望に沿うことができず、自分自身も出産に立ち会

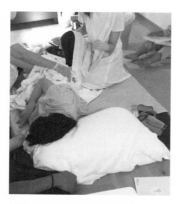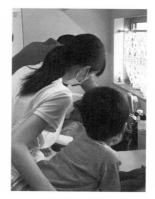

図3.2.4.2　助産所実習での分娩介助および家族による沐浴実施の様子

えないことになる。母子の命や健康に関して、助産師の判断が影響することを実感し、効果的な保健指導の根拠を探す姿勢につながっていると考える。

　産後の継続的なかかわりで、妊娠期の体験や出産体験がその後の育児に大きく影響することを、対象者の反応や変化を通して知ることもある。「継続事例さんを通して、妊娠期にどう過ごしたかが出産に影響することを知りました。また、出産体験がその後の育児にとても影響することを実感しました」などの発言が聞かれることもある。

　図3.2.4.2は、助産所実習の写真で、左は分娩介助の場面である。横たわっている産婦の背中側にいるのが学生で、学生の後ろにはリラックスした上の子どもの足元が見える。頭もとにはパートナーもいて、家族に囲まれ、リラックスした雰囲気である。右はパートナーが沐浴を実施しているところを、学生と家族が見守っている場面で、家族に溶け込んでいる学生の雰囲気がわかる。これらの学生の学びの過程を、どのように評価するかが課題である。

（3）これまでの評価とこれからの形成的評価の試み

　①プロセスレコードを用いた振り返り

　助産所での妊婦健康診査では、会話をプロセスレコードで記録している。プロセスレコードは、妊婦健診での一場面を振り返り、妊婦との会話や出来事を記述し、考察するものである。まずその会話が起こった状況と、その場面を選んだ理由を記す。実際の会話の記録は、対象者の反応・言動、指導者の反応・言動、学生の反応・言動および考察を記述し、考察にはできるだけ理論や論文を活用するようにしている。

　学生の言動に対する対象者の反応を記述して、自分のケアを振り返ることが目的の1つである。また実習指導者の助産師が話す言葉には、普通に思える発言の中に保健指導や、保健行動を促す声かけが含まれていることがあるが、これをしっかり

キャッチすることも目的にしている。考察時に活用する理論で多いのは自己効力感、ヘルスプロモーション、母親役割移行過程理論などであり、対象者の反応を理解するのに役立てている。

②ケースカンファレンスによる対象者の理解

　実習終了後の最終カンファレンスは、これまでは前述の実習目標（表3．2．4．2、表3．2．4．3）に対して自己評価を記述するものであったが、これに加えて数年前からケースカンファレンスを行うことにした。

　ケースカンファレンスの目的は、①継続事例実習の概要をまとめ、振り返ることで、学びを深める、②実施した助産ケアを振り返り、エビデンスを確認する、③継続事例実習における学びを共有する、としている。資料を作る過程では、事例の経過について述べるだけではなく、発表にタイトルをつけ、そのテーマを中心に自分が行ったケアや対象者の反応を、焦点を絞って記述し分析する。これまでのテーマは、「助産所で対応できる正常範囲内を逸脱する可能性がある産婦との関わり」「頑張りすぎてしまう産婦との関わり」「前回の出産にわだかまりのある経産婦が、夫と共に乗り越えたと捉えられるための支援」などである。

　学生は、分析のテーマを決めることで自身のケアを意味づけることになり、また妊産婦の個別性に基づいた振り返りをすることで、助産師としてのアイデンティティを育んでいけるのではないかと考えている。

　プロセスレコードとケースカンファレンスを通して、文献を使って根拠に基づいてケアを考察する、指導者の行動の意味に気づくなど、学生は妊産婦へのケアのあり方を、教科書的な一般論だけではなく、妊産婦の個別性に基づいて振り返れるようになると考える。さらに妊婦健診や分娩時など各時点での振り返りではなく、妊娠期から産後の経過を俯瞰的にまとめ、振り返ることができる。そのため、知識や技術の量的な評価から、妊産婦の状況や経過に応じた診断をし、そこから助産師としてどのような学びを得たかといった質的・総合的な評価が加わったパフォーマンス評価に基づくリフレクションになっているのではないかと考える。

③分娩介助技術の形成的評価からMini-CEXを用いた評価への試み

　実習ⅡとⅤでは分娩介助を行うため、前述の最終的な評価表以外に、分娩介助技術の評価表を使用している。はじめは点数で評価するものだけであったが、これだけでは評価できないことがあり、2017年から自由記述する形式のものを追加した。自由記述の評価表では、学生の産婦に対する関わり方に関する評価や今後の課題など、指導助産師による自由記述を記載していた。しかし、自由記述の評価表は、指導者によって評価項目が様々であり、一定の基準を設ける必要性を感じていた。

　実習目標には、「母児とその家族の主体性」「信頼関係を結ぶ」「出産と生命の尊

厳を守る」「助産師としてのアイデンティティ形成」「自律した態度」の項目が含まれている（表3.2.4.2、表3.2.4.3）。分娩介助ごとに、技術を評価するだけでなく、これらの目標に対応したパフォーマンス評価ができないかと考え、現在Mini-CEX（Mini-Clinical Evaluation Exercise）を用いた評価を検討している。

　Mini-CEXは、医学教育で行われている診療能力評価の1つであり、1970年代に米国内科学会がレジデントの診療能力を評価する目的で作成したCEXが始まりである（Norcini & Day, 1995）（藤田・神山, 2019）。当初は評価が複雑であったが、その後、短縮版のMini-CEXが開発された（Norcini et al., 2003）。多忙な臨床現場で、15〜20分で実施できるようにデザインされており、評価項目の信頼性・妥当性の検討やその有効性、パフォーマンスの向上（改善）のエビデンスも報告されている。近年では医学教育だけでなく、諸外国の看護・助産師教育にも用いられている（Liu et al., 2019）（Ganji et al., 2022）。

　評価項目は、①病歴（聞くべきことを聞いたか、正確で十分な情報を得たか、など）②身体診察（その時点で取ることが望ましい項目をチェックしたか、患者に何をするかを説明し不快感や遠慮に配慮したか、など）③コミュニケーション能力（患者が話しやすいように話を聞いたか、患者の理解度を確認したか、など）④臨床判断（診断的検査を適切に選択し指示・実施したか、患者にとっての利益とコスト・リスクを考慮したか、可能性の高い疾患・見落としてはいけない疾患を考えたか、など）⑤プロフェッショナリズム（患者に対して敬意・思いやり・共感を示し信頼関係を形成したか、患者の不快感・遠慮・守秘義務・個人情報につき注意を払ったか、など）⑥マネジメント（適切な治療方法を選んだか、アセスメントとプランを患者が納得いくように説明したか、など）⑦総合臨床能力（優先順序を適切につけたか、無駄が少なく迅速だったか、観察者がいなくてもこの患者を一人で診察できたか、など）である（図3.2.4.3）（文部科学省, 2022）。

　本学の実習目標もこれらの項目を参考にしながら評価できることを確認し、Mini-CEXを参考に妊婦健康診査や分娩介助ごとに形成的評価を行うこととした。

　これにより、個々の技術や知識を評価するだけではなく、妊産婦の状況や気持ちに応じて技術や知識を統合し、それを母子との信頼関係や助産師としてのアイデンティティ形成に活かせるかを含めた総合的なパフォーマンス評価ができるのではないかと期待している。

（4）今後の課題

　今後は、これらの評価表をどのように活用していくかが課題である。評価項目の信頼性と妥当性の検討はされているが、指導者によるバイアスがかからないように、各項目が何を意味するのか、また評価基準について伝えていく必要がある。Mini-CEXは、医学教育や看護学教育の一部で使われているが、助産学での活用はまだ見当たらない。指導者はこれまでも実習目標全般について学生に多くの言葉を伝え

簡易版臨床能力評価に関する評価表
(mini-CEX mini-Clinical Evaluation eXercise)

学生番号		学生氏名	
診療科	科	外来・入院・救急・当直・往診・ その他（　　　　　　）	
症状または疾患名			
日　時　　年　　月　　日		時　間	：　〜　：
症例の 複雑さ	易・普通・難 理由：	mini-CEX の経験	今回が　初めて・2回目・3回目・ （　　）回目

	1	2	3	4	5	6	評価不能
1. 病歴(病状の把握)	☐	☐	☐	☐	☐	☐	☐
2. 身体診察	☐	☐	☐	☐	☐	☐	☐
3. コミュニケーション能力	☐	☐	☐	☐	☐	☐	☐
4. 臨床判断	☐	☐	☐	☐	☐	☐	☐
5. プロフェッショナリズム	☐	☐	☐	☐	☐	☐	☐
6. マネジメント	☐	☐	☐	☐	☐	☐	☐
7. 総合臨床能力	☐	☐	☐	☐	☐	☐	☐

医学生として望まれる能力を満たす場合に4(臨床実習修了時(卒業時)のレベル)を、それ以上の場合に5(臨床研修の中間時点で期待されるレベル)、6(臨床研修の終了時点で期待されるレベル)を、ボーダーラインで3(臨床実習の中間時点で期待されるレベル)を、能力が明らかに劣る場合に2(臨床実習開始時のレベル)、1(臨床実習開始前のレベル)を付ける。

「評価不能」は、観察していなくてコメントできない時に付ける。

特に良かった点(観察者記入)　　　　　改善すべき点(観察者記入)

観察者と合意した学修課題(学生記入)

観察時間：　　　　分　　　フィードバックの時間：　　　　分

評価者サイン：　　　　　　　　　　　　学生サイン：

図3.2.4.3　Mini-CEX の評価表
出典：文部科学省（2022）

てくれていたが、今後はこの評価表を活用し、指導者のコメントがさらに総合的な評価になれば、技術面だけではなくて総合的な観点からリフレクションでき、学生の実践能力向上につなげられると考えている。また、この評価表を使うことで、実習における学生の学びがどのように変化したかを確認し、よりよい評価方法へと改善していく必要がある。

（五十嵐稔子）

2－5　卒後教育につなぐパフォーマンス評価
——助産実践能力の基盤となる専門的自律能力に着目して

はじめに

　2011年のカリキュラム改正で、助産師に求められる実践能力の一つに「専門的自律能力」が位置づけられた。これは、助産師としてのアイデンティティの形成にむけた重要な能力である。石引他（2013）は、助産師の専門職的自律性を「高度な専門的知識・技術に裏付けられた自主的・主体的な判断と適切な助産実践をすること、助産活動における専門的能力を発揮すること」と定義づけ、「助産ケア臨床判断・実践能力」「助産ケア認知能力」「助産ケア自立的判断能力」の３つの因子構造の尺度を明らかにした。これらの能力を獲得するためには、助産に関する知識や技術だけではなく、自主的・主体的に実践する能力としての「専門的自律能力」を学生の段階から高め、卒業後も継続的に育んでいくことが重要である。しかし、教育における評価としては知識や技術の評価が中心で、明確に示された専門的自律能力の教育方法や評価方法は見当たらなかった。

　そこで、愛仁会看護助産専門学校（以下、本校）では助産実践能力の基盤として専門的自律能力が不可欠な要素であると考え、社会人基礎力から導いた能力を「専門職に求められる能力」と位置づけ、その能力獲得に向けた教育をしてきた。

　ここでは、分娩期のケアにおける専門的自律能力について、助産学実習と卒後教育におけるパフォーマンス評価をどのように行ってきたか、その導入したプロセス、指導者を巻き込んだ仕掛けを解説する。

（1）本校の特徴と育てたい学生像

　本校は社会医療法人愛仁会が1980年に看護師養成３年課程を設立したのち、1996年に定員15名の助産学科１年課程を開設した専門学校である。

　当法人の実習施設は総合周産期母子医療センター、地域周産期母子医療センターに認定されており、ローリスクからハイリスクまで全ての女性や子ども、そのご家族を対象に地域に根ざした医療を提供している。当法人の助産師はこの高度な医療に対応すべく実践能力と即戦力を備えたうえで、母に寄り添い、自律したケアが提供できることを目指している。

　本校は法人の理念を受け、自主性と和の精神をもつ自律した助産師、チームの一員として役割を自覚し貢献できる助産師になれるよう、基礎的臨床実践能力を確実に習得すること、そして、相手を多面的にとらえ人として尊重すること、専門職としての自覚をもち、自己研鑽に努めることを育てたい卒業生像として掲げている。

　カリキュラムは33単位1055時間設定であり、４月〜６月、９月に学科目を集中し、

表3.2.5.1　2022年度 助産学実習概要

実習科目	単位数	時間数	実習内容
助産実践基礎実習 マタニティケア実習 分娩介助技術実習	3	135	妊産褥婦・新生児のケア見学 展開の基礎・分娩介助の基本技術
周産期ハイリスク実習Ⅰ・Ⅱ	2	90	ハイリスク妊産婦、乳幼児のケア
助産実践実習Ⅰ・Ⅱ	3	135	妊娠・分娩・産褥期のケア実践
継続事例実習	1	45	妊娠中期〜産後のケア実践
地域実習	1	45	子育て講座・いのちの授業実施
助産管理実習	1	45	病棟・外来管理、多職種連携の実際

筆者作成

6月から前期実習（6週間）、10月から後期実習（10週間）で11単位495時間の実践を行う編成にしている。専門的自律能力の基礎が学科目でも学べるよう、助産診断・技術学では臨床指導者の参加協力を得て、実習や臨床現場を再現した演習に約190時間（約60％以上）を充当している。実習概要は表3.2.5.1の通りである。

（2）葛藤、苦悩したこと

①教員が到達させたい能力と臨床が求める能力の相違から生じる臨床実践能力の評価を導くうえでの苦悩

開校以来、母子の安全を守るための実践能力の基礎が習得でき、チーム医療の中で助産師の役割が果たせることを目指してきた。その到達度を測るために、実習では助産診断や助産技術に関する評価項目を挙げ、学生の言動や実習記録をもとに点数化していた。教員は分娩進行中も学生にアプローチし、観察できたことやアセスメント、判断などを口頭にて確認することで、実習到達度を評価した。しかし、指導者からは、「観察内容や判断内容を自分から伝えに来ないので、どこまで理解できているかわからない」と、学生からの報告や相談がないことで、指導者が到達度を測りかねていた。刻一刻と分娩が進行する臨床で、学生の報告するペースに合わせてゆっくり待つことはできない。学生の行動を待っている間にも分娩が進行し、児娩出に至る場面も見受けられた。結果的に、産婦の観察やアセスメント、判断する力があると教員が評価している学生であっても、報告や相談するという行動（パフォーマンス）がタイムリーにできなければ、指導者の評価が低くなっていた。つまり、教員は学生との振り返りや実習記録により評点を、指導者は報告の状況により評点を検討する傾向にあり、教員による評価と指導者による評価が一致せず、学校として到達させたいことと臨床が学生に求めていることに乖離があった。

教員は助産診断、助産技術を習得することが、専門職としての自律能力の基礎になると確信していた。しかし、母児の命に直結する緊急性の高い臨床現場では、新人助産師に助産診断や技術力の向上よりも、まずは、リスクを察知し自ら発信する

こと、タイムリーに報告・相談することを臨床実践能力として求めていた。

　そこで、助産師の臨床実践能力として求められていることの基盤を、学生時代に獲得できるよう、実習評価表に「分娩経過の母子の観察と判断を報告した」「母子の安全を守るため、チームの一員として行動した」などの項目を追加した。教員、指導者ともに学生がこの行動がとれるようかかわっていたが、その内容や方法は指導する側の裁量に任されていた。実習経験を重ねるごとに学生の行動は変化し、この力が獲得でき始めていることは見てとれてはいるものの、目標に向けた適切な評価になっているか、また学生はそれを必要な能力と認識し、具体的な行動として理解しているかを確認することはできなかった。

　②当法人施設における新人助産師の分娩期ケアにおける評価と支援

　当法人は、毎年多くの新人助産師が入職する。助産師個々の成長プロセスの軌跡を可視化できるよう、目標達成に至るまでの様々な経験や実践、学習の記録を蓄積するポートフォリオを活用している。このポートフォリオは、「Portfolio for Advanced Midwife」という名称とし、日本看護協会が示した助産実践能力習熟段階（クリニカルラダー）活用ガイド（2013年初版）に沿って法人組織の特徴を加味してラダーレベル別の教育計画も盛り込んだ。

　とくに卒後1年の目標は、「指示・手順・ガイドに従い、安全確実に助産ケアができる」ことであり、分娩介助を含む分娩期のケアについては、20例の実施で「正常経過及びローリスクの分娩において自立してできる」こととし、そのための指導体制と教育計画を組んでいる。とくに分娩期のケアにおける卒後1年までの評価と到達の目安は表3.2.5.2の通りである。

表3.2.5.2　分娩期のケアにおける卒後1年までの評価と到達の目安

評価の種類	評価の内容	時期
助産師の卒業時の到達目標と到達度	倫理的課題に対応する能力、マタニティケア能力、性と生殖に関わる能力、専門的自律能力の自己評価	入職時 入職後4か月
助産師としての基本姿勢	分娩介助1～3例目までの自己評価（産婦やご家族に対する支援者としての基本姿勢23項目の評価）	入職～4か月頃
分娩介助技術	分娩介助1～20例目までの受け持ち時から分娩終了までの技術、判断を含む24項目の自己評価 評価後のリフレクション	10例目： 入職6か月頃 20例目： 入職1年頃
	分娩介助10例目、20例目の到達度の自己評価、他者評価とリフレクション（分娩介助した全ての産婦の分娩概要の記録、判断や報告に悩んだ事例の記録と自己課題の記録も併せて活用する）	
分娩介助10例目到達の目安：「評価者の見守りのもと、安全に分娩介助ができる」とし、評価者が清潔手袋を装着して待機する必要がなく、また評価者に報告や相談が適切にできる状態。 分娩介助20例目到達の目安：「独り立ちし、安全に分娩介助ができる」とし、分娩経過を判断し、評価者に報告や分娩の準備ができる状態。		

筆者作成

表3.2.5.3　新人の分娩介助後のリフレクションの内容

経験数	報告・コミュニケーション	自己の行動とケア	助産診断と展開過程	介助技術
1〜5例	・判断のすり合わせ、行動やケアの考え方（相談方法） ・状態変化、アセスメント、ケアの判断をどう報告するか ・状況に応じたタイムリーな報告の必要性と方法 ・スタッフへの状況報告と行動依頼	・自身のできること、できないことの判別と伝達 ・助産の展開過程における行動とできたこと、できなかったことの理由 ・緊急時や一人では対応できない場合に助けを求める行動 ・産婦を配慮したケア	・基本となる分娩三要素の観察 ・情報の整理、情報の意味づけ ・時期診断・経過判断とそれにつながる情報の関連 ・異常をふまえた情報の確認と異常時に優先する情報 ・経時的な診断、予測の繰り返し ・助産過程展開のサイクル	・介助に必要な準備と点滴等の周辺準備 ・経過や予測に備えた準備 ・基本となる手技、安全で確実な児娩出手技 ・分娩進行に応じた対応（児頭の大きさや速度） ・次を予測した技術 ・異常時の対応
6〜10例	・診断、予測のタイムリーな報告の必要性と方法 ・リーダー、スタッフや医師への報告と応援要請 ・異常、緊急時の介助者としてのリーダーシップの取り方 ・判断の伝達時期と進行の速さへの対応	・診断やケアの評価時期を決めた行動 ・急速な進行の分娩や異常時の優先順位を考えた行動 ・助産師独自のケア ・産婦の安楽と状況に応じて寄り添うケア	・急激な進行サインや変化を見逃さない観察と観察の見極め方 ・都度の三要素を関連させた進行診断と予測 ・分娩第二期以降の経過診断と予測 ・促進時の陣痛評価、医療介入の必要性の判断、タイムスケジュール管理 ・診断と予測、評価、修正サイクル	・母児の状況に応じた介助技術とその方法 ・安全な分娩のための優先度をふまえた準備と介助 ・自身の能力を考えた準備 ・難しい診察手技の獲得と誘導や吸引分娩時の介助法 ・診断と統合した技術

筆者作成

　新人は、分娩例数毎に技術や判断における評価を自己評価し、実施後には指導者とのリフレクションを行っている。卒後10例実施までのリフレクションと評価表のコメントからその内容をみると、①報告やコミュニケーション、②自己の行動とケア、③助産診断と展開過程、④介助技術に関するものに分けられた（表3.2.5.3）。卒後の実践5例までは、基本となる観察やアセスメント、基本技術など卒業前に求められるものとほぼ変わらない印象であるが、産婦の状態や助産診断の報告、チームスタッフへの情報共有などコミュニケーションに関する振り返りが多く求められていた。また、自身でできることとできないことの判別と伝達、緊急時や一人では対応できない場合に助けを求める行動なども、卒後すぐから自立して一人で分娩介助が行えるまで随時リフレクションで行われていた。これは、母子の命を守る専門職としてどのような到達レベルであっても責任を果たすために必要な行動であることを示しており、専門職として自立できるまで1例1例を丁寧に指導しているからこそ見えてきたことである。報告や伝達、自身の振り返りを通じて、卒後6例以降の実践では、助産診断や技術の統合に向けた振り返り、判断の評価を含む展開過程の振り返りが増えてきた。

表3.2.5.4　分娩介助例数別到達目標

例数	時期	診断
1～3例	分娩進行の察知が難しい時期	・陣痛が観察できる ・観察してきたことを報告できる
4～6例	分娩進行が理解できる時期	・外診により分娩進行状態の診断ができる ・判断・予測したことを報告できる
7～10例	産婦をとらえ、確実な分娩進行が理解できる時期	・異常の発生を判断できる ・判断・予測を修正しながら適切な時期に報告できる

筆者作成

　分娩介助の到達の目安を作成する前は、20例実施で自立できる者が7割程度であったが、10例、20例の到達目安を具体化すること、その目安に沿ってリフレクションを繰り返すことでその割合は9割以上に増えるとともに、自立に20例を要しない新人も出てきている。

（3）卒後の実践能力の現状をふまえた教育の見直し

①分娩実習における学びの積み重ねに着目した例数別到達目標の設定

　岩木（1996）は助産学生の分娩進行の把握に関する学びの積み重ねについて5つのステージがあること、工藤他（2015）は助産学生の分娩介助技術の習得過程について3つの段階からなることを明らかにしている。これらをもとに、学生の実習における分娩介助1～3例目を「分娩進行の察知が難しい時期」、4～6例目を「分娩進行が理解できる時期」、7～10例目を「産婦をとらえ、確実な分娩進行が理解できる時期」とし、例数別に学びの積み重ねのステージに相当する行動レベルでの到達目標を作成した（表3.2.5.4）。

　②カリキュラム改正を機会に専門的自律能力に着目した評価表への改変

　2011年のカリキュラム改正において助産師の専門的自律能力に関する内容が提言された。そして、石引他（2013）は助産師の専門職的自律性を構成する3つの能力因子のうち「助産ケア臨床判断・実践能力」を、「カンファレンスで母子の問題を主体的に提供することができる」「他職種（医師、看護師など）と連携を上手にとることができる」「立案した助産ケア計画はいつもスタッフの承諾が得られる」などの行動尺度で測定している。当法人での新人助産師の分娩介助後のリフレクションの実際から、5例目までは基本技術の獲得に加え、自身でできることとできないことの判別と伝達や助けを求める行動に関して助言がなされており、自らの判断やそれに伴うケアをつねに「報告」し、「チームの一員として」共有、実践することが専門的自律能力として重要な要素であることを確認した。

　また、経済産業省（2006）が提唱した「前に踏み出す力」、「考え抜く力」、「チー

ムで働く力」の3つの能力からなる「社会人基礎力」に基づき、看護基礎教育においても、箕浦（2012）から「看護を考え、チームで連携し、実践するための力の意識的な育成が必要」とその重要性が発信された。これらの考え方から、看護職に求められる「社会人基礎力」と助産師に求められる「専門的自律能力」を土台に、本校では「専門職に求められる能力」と名付け、その能力を意図的に育成すべく評価内容を見直し、ルーブリック作成に向けて検討を重ねた。

③卒業時の到達度に向けたルーブリック（評価基準）の作成と活用

　学生の実践能力の到達度がとらえられるよう、評価項目に対してレベル1〜4の段階でパフォーマンスを検討し、ルーブリックを作成した（表3.2.5.5）。

　教員が学生のレディネスや学習プロセス、卒業時の到達度を踏まえて原案を作成し、実習施設の指導者と教員で構成する臨地実習指導者会議で検討した。臨床現場や新人助産師の現状から卒業時に習得してほしい実践能力については、指導者からの意見を反映させ、「専門職に求められる能力」では、主体的に報告・相談ができることやチーム連携するための行動を示した。また、「アセスメント・診断」「計画・実施・評価」の助産ケア実践過程においても、記録だけではなく、観察したことや思考過程を指導者に説明できるといったパフォーマンスによって、学生の臨床判断能力の定着が共通理解できるようにした。このルーブリックを用いて中間評価の機会を設け、指導者と教員とで学生の到達状況と課題を確認し合ったうえで、学生の自己評価と指導者・教員評価を照合させ、互いに目指す視点が一致するようにした。

④主体的に学ぶ姿勢を定着させるためのリフレクション

　学生は例数別到達目標と実習評価表から事例ごとに自己の学習目標を立て、教員と指導者に発表して実習に臨むようにした。助産ケアの臨床判断能力に関する目標、専門職に求められる能力に関する目標が、具体的な行動レベルで自ら立案できるようになるまで繰り返し助言した。学生自身が自分の課題に向き合い、一歩ずつ成長が実感できるよう意識づけた。実践の場では、指導者には学生が目標とすることに着目して、意図的に助言や支援をするよう依頼した。そして日々の実習終了時には必ず、学生に指導者とリフレクションする場を設定するよう促し、目標に対する到達度と次への課題に対する助言を得る機会を作った。自分の反省点ばかりに目が向く学生、ケアの質は問わず実施したことで到達できたと思う学生と個々の考え方の傾向があるため、その際は教員も同席し、傾向に合わせた助言を追加した。教員が同席しなかった場合は、実習状況やリフレクションの内容を教員に報告することを学生に求めた。

		4	3	2	1
アセスメント・診断	1	**分娩開始の診断および初期診断ができる**			
		初期診断を記録できる。	初期診断の視点を網羅して報告できる。	分娩開始時間のみ説明・記録できる。分娩経過からの逸脱の可能性に着目できる。	背景、妊娠週数、入院から現在までの分娩経過が記録できる。
	2	**外診により分娩進行状態が判断できる**			
		右記内容が記録できる。	前回の外診所見と比較して、陣痛、産道、下降の程度をアセスメントできる。経時的な変化が説明できる。	陣痛の変化、産道・下降の変化の外診所見が自分で観察できる。	第1・2期の陣痛周期、強さ、産痛部位、産婦の様子が観察できる。パルトグラムに記録できる。
	3	**胎児の健康状態、破水を判断できる**			
		分娩進行状態と胎児健康度（CTG所見）を関連させてアセスメントできる。それを記録できる。	第1・2期の胎児心拍数の変化とレベル分類が記録できる。羊水などの付属物の情報を関連させたアセスメントが記録できる。	第1期は1時間毎に胎児心拍数、徐脈、頻脈が記録できる。徐脈、頻脈は有無と程度（振幅）が記録できる。破水時での観察項目が記録できる。	受け持ち時、第1期に胎児心拍モニタリングでレベル分類ができる。破水・未破水の情報が記録できる。
	4	**産婦の健康状態を判断できる**			
		産婦の心理状態に着目したアセスメントが記録できる。	母体健康度が分娩進行状態、胎児健康度へ及ぼす影響についてのアセスメントが記録できる。	第1期潜伏期、活動期、2期、3期、4期の母体健康度のアセスメントが記録できる。（内容は問わず）	受け持ち時診断で母体健康度のアセスメントが記録できる。経時的にバイタルサイン、栄養、排泄、活動、姿勢の情報が記録できる。
	5	**現在の情報を統合して分娩進行状態の診断ができる**			
		母体健康度、胎児健康度を関連させてアセスメント、記録できる。	第1～2期にかけて娩出力の有効性、下降・回旋をアセスメント、記録できる。	娩出力のアセスメントを指導者に伝えることができる。下降度に関わる外診所見が経時的に記録できる。	受け持ち時の内診所見から娩出力がアセスメント、記録できる。所見の変化から分娩進行がアセスメントできる。
	6	**分娩進行に伴う異常を判断できる**			
		右記内容のアセスメントが記録できる。	分娩経過中に、正常からの逸脱した状況（分娩進行状態）が説明できる。	分娩経過からの逸脱の可能性について初期診断できる。	背景、妊婦経過、胎児、付属物の情報からリスクが考えられる。
	7	**分娩経過の予測と修正ができる**			
		内診ごとに再予測し、記録できる。（最低1回、パルトグラムでも可）	第1期活動期以降に陣痛、子宮口開大と下降度、回旋から予測時間を指導者に伝えられる。（記録できる）	受け持ち時（分娩開始時）に子宮口開大と下降度から平均的な分娩予測時間を指導者に伝えられる。（記録できる）	フリードマン曲線から現在の分娩所要時間が考えられる。
	8	**分娩後の軟産道、子宮収縮、出血状態の診断ができる**			
		第4期のケア実施のアセスメント・診断結果から判断している。（記録）	第4期の観察時期、帰室時期・方法をアセスメント・診断結果から判断している。（記録できる）	第4期の軟産道、子宮収縮、出血状態、一般状態のアセスメントを指導者に報告している。	パルトグラムに分娩時の状態（縫合終了時の軟産道、子宮収縮、出血量・状態）を観察し、記録できる。
計画・実施・評価	9	**分娩進行や産婦のニーズに応じた具体的なケア計画が立案できる**			
		産婦や分娩状況に応じてケア計画の修正を自ら指導者に相談できる。	5 WIHでケア計画が立案できる。	受け持ち時診断からケア目標が立案できる。（説明できる）	受け持ち時診断が説明できる。
	10	**分娩進行を促すケアを行うことができる**			
		分娩進行状態の診断に基づき、ケアの実施を判断できる。（記録できる）	実施したケアに対する産婦の反応を確認して、よりよい方法に修正できる。体位変換、排尿の実施に至るアセスメントがパルトグラムに記録できる。	自ら体位変換、排尿を一定時間ごとに促すことができる。	指導により体位変換、排尿を一定時間ごとに促すことができる。
	11	**産痛緩和のケアを行うことができる**			
		自ら産痛緩和ができないときに、他者に依頼できる。	分娩進行状態（産痛部位）を予測してマッサージや圧迫法が実施できる。	分娩野作成中に産痛への共感の言葉や呼吸法を産婦に伝えられる。	マッサージ、圧迫の部位、方法の希望を自ら確認して、適切な方法で実施できる。
	12	**基本的ニーズに関してケアを行うことができる**			
		分娩進行状態の診断に基づき、ケアの実施を判断できる。（記録できる）	実施したケアに対する産婦の反応を確認して、よりよい方法に修正できる。栄養摂取、休息に至るアセスメントがパルトグラムに記録できる。	食事摂取量、睡眠状態を考慮して栄養（糖分）摂取、休息を促すことができる。	安楽な姿勢、水分摂取を促す説明が産婦にできる。汚染物を迅速に処理できる。
	13	**産婦の主体性を尊重したケアを行うことができる**			
		産婦のバースプランに沿ったケアを自ら計画して（指導者に伝えて）実施できる。	指導のもと産婦のバースプランに応じたケアが実施できる。	バースプランを産婦に確認できる。	カルテ、記録用紙からバースプランが確認できる。
	14	**産婦への心理的サポートを行うことができる**			
		分娩予測を産婦に説明できる。	分娩野作成以降、分娩進行状態が説明できる。（排臨してきたことを自ら説明できる）	分娩進行状態、胎児の健康状態が説明できる。	自ら産婦のそばに行き、共感する声かけができる。家族の状況が聴取できる。
	15	**出生直後の新生児と家族へのケアを安全・安楽に行うことができる**			
		生後2時間までの胎外生活適応状態のアセスメントに応じたケアが実施、記録できる。	妊娠・分娩経過から出生時の予測と胎児心拍数の変化がパルトグラムに記録できる。	技術評価80点以上である。	新生児介助が6例実施できる。
	16	**分娩進行に伴う異常を予防する対応ができる**			
		第4期出血予防のために、導尿や授乳などの復古促進ケアが実施できる。	胎児心拍数の変化を指導者に報告できる。	第4期に外陰血腫に関する観察ができ、パルトグラムに記録できる。	胎児機能不全予防として呼吸法を促すことができる。
	17	**産婦とともにバースレビューを行い、自己のケアを評価できる**			
		指導者や教員の助言以外の視点で、自ら課題を見出すことができる。	複数の視点で自己評価ができる。	事例のリフレクション用紙（バースレビュー、自己の振り返り）を全例、記載できる。	指導者・教員とのリフレクション、産婦とのバースレビューが実施できる。
専門職に求められる能力	18	**最善のケアのために必要な相談・報告ができる**			
		ケア結果の評価を報告し、今後のケアが相談できる。	産婦観察後に指導者へ今後の計画が相談できる。	初期診断、初期計画が自ら報告できる。	専門用語を用いて整理した内容で伝えることができる。
	19	**自己の目標を明確に持ち、達成に向けて行動できる**			
		知識、記述、態度の各側面での課題が明確で、それに向けて行動できる。	記録への助言に追記、もしくは教員に質問をして取り組む姿勢が見える。	主体的に記録や技術練習をし、指導者や教員に助言を依頼できる。	実習記録が提出できる。
	20	**チームで連携した上で自己の役割を果たすことができる**			
		メンバーと自分の状況から最善の方法を相談しながら決定できる。	メンバーの状況を見て、自分のすべきことを考えて行動できる。	メンバーの実習状況を把握している。	自分の実習状況を（適宜）メンバーに伝えられる。

（4）成　果

　学生の変化としては次の2点が挙げられる。

　1つ目は、実習経験の積み重ねにより専門職に求められる能力が向上したことである。分娩介助1〜3例目の評価では指導者と産婦を観察することまでにとどまり、それを報告するという行動には至らない状況であった。しかし、7例目以降では主体的に産婦の観察、判断をし、今後の計画についても産婦のニーズに応じてタイムリーに指導者に相談や報告ができるようになり、指導者評価、自己評価ともに上昇していた。学生ははじめての助産学実習で「看護と助産の実習はまったく違う。求められることが多くて戸惑う」と誰もが発言する。分娩実習で日々、臨床判断能力と専門職に求められる能力に関する目標を立案し、リフレクションを繰り返し、その到達に向け指導者から助言や支援を受けながら産婦とかかわることで、助産師に求められる能力が整理され、とりわけ専門的自律能力が不可欠ということを実感し、戸惑いながらも母子へのケア実践のために主体的な行動がとれるようになった。

　2つ目は自己の実践能力に対する強み・弱みに気づき、課題を意識した行動がとれるようになったことである。講義では知識・技術にかかわる学習内容が中心であるため、実習でも臨床判断能力に対する目標立案に着目する傾向があった。専門職に求められる能力に関する評価項目を示し、その到達にむけての目標立案を促すことで、学生は今まで評価してこなかった強みに対しては自信になり、弱みについては課題としてつねに意識するようになった。弱みの部分は「報告できない」「行動できない」など、パフォーマンスとして表れないことが多いが、助産師になるために克服したいとの強い意志はもち努力し続けている。学生が自分の能力を客観視し評価できるようになったことで、卒業後の課題として認識を新たにし、自分の弱点への対策を模索しながら、新人助産師として必要な資質を獲得する努力につなげていた。

　また、教員・指導者の変化としては次の2点が挙げられる。

　1つ目は、学生の主体性を段階的に引き出す指導ができるようになったことである。ルーブリックが助言や支援のための指標となり、学生からの行動を待つのではなく、行動を促す指導に変化していった。行動を促されるうちに、実践内容や方法を学んでいき、学生が主体性を徐々に発揮できるようなかかわりになっていった。指導者からは「指導していることがこれでいいのかいつも不安だった。しかし、基準を示してもらい、これにそってすればいいと思えた」と、指導者の自信にもつながった。

　2つ目は、卒後教育でのパフォーマンスを意識した後輩育成としてのかかわりができるようになったことである。指導者の多くが卒業生であり、学生に過去の自分を投影し指導者として今いる自分の成長を実感していた。その成長プロセスの中で、先輩助産師や教員から指導を受けた言動により養われた能力は後輩である学生に確

実に伝承されている。

（5）今後の課題

　専門的自律能力という言葉で明確にされた助産師に必要な実践能力は、かつては
その能力が何であり、どのように表現すべきなのか、またどのように育み評価する
のかわからない時代だった。学生の理解度を記録で評価することも当たり前だった。
しかし、専門職である助産師にとって重要な自律した能力は、分娩の現場では責任
をもった言動が発揮できる能力であり、それはパフォーマンスでしか評価できない。
今回、導入プロセスをまとめていく中で気づかされたものの、学生の主体的な学び
につながるパフォーマンス評価には至っていない。

　今後の課題として、１つ目は、学生と共有できる専門的自律能力を含むルーブ
リック（評価基準）を作成することである。現在、ルーブリックは実習の中間評価
および最終評価の際に指導者と教員が使用し、学生への評価の説明時に用いている。
評価基準の内容が段階的に習得できるよう、学生自身が実習目標を設定する際に意
図的に指導内容に加えているが、学生への提示はしていない。今後は学生と共有で
きる評価基準の作成が必要である。

　もう１つの課題は、卒後の専門的自律能力を継続的に評価することである。卒後、
専門的自律能力が向上するよう教育をより強化しているにもかかわらず、段階的な
評価は分娩介助技術のみにとどまっている。助産学生で培った能力を土台として、
さらなる成長に向けた卒後も継続的に活用できるルーブリックの開発に取り組みた
い。

（倉本孝子・伊藤多恵子）

3 パフォーマンス評価の導入パターン例

はじめに

　この章では、第Ⅲ部1と第Ⅲ部2で語られた看護・助産師教育におけるパフォーマンス評価の導入過程のストーリーをふまえ、パフォーマンス評価を導入するにあたってのいくつかのパターンや導入時の留意点を提示する。

3－1　基礎看護技術の講義・演習・実技テストの導入の提案

　第Ⅲ部1の看護の学校で取り組まれていたパフォーマンス評価導入のストーリーには主に臨地実習での学生の姿や評価上の課題に対する問題意識からパフォーマンス評価の導入と併せてカリキュラムの見直しについての内容が述べられていた。新しい評価の考え方を導入するに至っては現状の問題を洗い出し、考え方を理解するために様々な学習会への参加や学校の管理者のリーダーシップと教員のボトムアップの融合、実習施設への浸透、カリキュラムの見直しに向けての苦労や工夫等が感じられ、長期にわたって根気強く取り組んでいる様子があった。

　臨地実習での学生の姿がもっとも看護実践能力を評価できるものであり、育てたい学生像がイメージしやすい。そのため、新しくパフォーマンス評価の導入を考える際には、臨地実習でのパフォーマンス評価から考えることも一案であるが、ストーリーで述べられていたように時間がかかるためすぐに取り掛かるのは難しいと感じられるかもしれない。ここでは、基礎看護技術の講義・演習・実技テストの中で、パフォーマンス評価を導入することを提案したい。

　おそらく、どの学校でも基礎看護技術の実技テストは実施しておられるであろう。実技テストは、もとよりパフォーマンス評価であるが、その評価表はどのような能力を評価するものになっているであろうか。京都第二赤十字看護専門学校では2016年より講義・演習の際にもルーブリックを学生に提示し、授業をすすめている。足浴・手浴・全身清拭の演習時もパフォーマンス課題を提示し、援助計画を立案し、それに基づいて実施している。実技テストでは、このルーブリックを用いて、看護実践に必要な能力を評価している。以前は技術の手順を中心とした評価表を用いていたが、実習では手順通りに行かないことが多いため、実践能力が育みにくい状況となっていた。ルーブリックに変更したことで、清潔の援助技術の原理原則を理解した上で、パフォーマンス課題に提示された患者に対して、どのように援助すれば、

安全安楽に、爽快感が得られるような援助になるのかを考えられるようになってきた。

　講義からつながる実技テストのルーブリックを作成する際には、現行の実技テストで評価点の高い学生の実技の様子からよい部分を抽出する。それらと講義や演習で教授している学習内容との関連をみて、観点（評価規準）を作成し、よくできている学生の姿の基準を定めたのちに、レベルを設定する。

　このように、ルーブリックを作成する際には、講義や演習で伝えている内容と臨地実習で援助を実施する際のパフォーマンスをイメージして、連続性があるように作成するのが重要である。

３−２　看護学実習にパフォーマンス評価を導入する２つの方法

（１）実習の指導場面をリフレクションし、それを記録する

　指導者や教員は、多くの学習内容が包含されている実習場面を、その学生に応じた学びとなるように教材化している。しかしながら、何を教材化していくかは各教員に委ねられており、個人尺度や価値観により評価が不均衡になることもある。

　第Ⅲ部１−３で、学生の日々の指導状況について評価表を貼ったノートに書き、指導者と教員間で後半に向けての実習課題を明確にし、何を指導し、評価するかを共有していると紹介されている。指導者と教員が、指導場面を共有することから、指導場面で何を教材化したのかが理解しやすくなる。

　そこで、パフォーマンス評価を導入する一歩として、指導場面を意識して記録することを提案したい。記録する指導場面を選択することで、学生が何を体験し、どのように感じ考え行動したのか、結果や周囲の状況はどうだったのかなどの学生の姿に加えて、教員自身のリフレクションも促進されるであろう。このような指導場面を簡単なメモ程度でよいので、記録してみることをすすめる。指導者と教員、教員同士で指導場面の共有を繰り返すことにより、第Ⅲ部１−２で述べられているように、「学生は臨地実習で本当に学んで欲しいことを学べているのか」といった本質にもどるきっかけが得られることと思う。

（２）ルーブリックを作成するプロセスも成果

　日々の実習評価が、学んで欲しいことの評価になっているのかを見直してみる。学生が自身の到達度を理解し、目標に向かってすすんでいける評価ができていればルーブリックを作成しなくてもよいともいえる。しかしながら、評価の際に学生の自己評価と教育者による評価のずれが大きいと感じるならば、学生にとって理解しやすいルーブリックが役立つように思う。指導者や教員、学生との評価のずれに注目することで、評価の視点を見直すことができる。評価の見直しをはじめると、同

じように課題を感じていた教員や指導者の存在に気づくこともあろう。

　いよいよ実習のルーブリックを作成する場合、どの領域からでもよい。実習指導者が作成にかかわってくれるとさらに活用がスムーズにできるので、協力が得られそうな領域からつくるのもよい。ルーブリックの活用を始めた際にはぜひ学生の意見も聞いてほしい。試行錯誤をともにするプロセスでは、指導者の教育観に触れて感動したり、学生の反応や本音に触れてあらためて学生の視点にもどれたりすることがある。ルーブリックを活用しやすいものへと試行錯誤を重ねることで、評価のずれがなくなり、指導と評価の一体化により、実習指導が充実するように思う。

　ひとつの領域のルーブリックを作成すれば、それをきっかけとして他領域も連動させることができる。ルーブリック作成のプロセスが、教員が学生の力を見極める能力や学ぶ力を支援する能力の向上（第Ⅲ部1-4）、教員の成長を促す（第Ⅲ部1-5）ことにつながる。

3-3　助産師教育にパフォーマンス評価を導入する2つの流れ

　第Ⅲ部2の助産の論考で語られたストーリーは、次の2つに大きくわけられる。1つは、まずパフォーマンス評価に関する概念との出会いがあり、それについて学習し、その概念を実践現場において導入しようと模索したという流れである。もう1つは、パフォーマンス評価という意識は初めはなく、育てたい学生像に向けて試行錯誤する中で、結果的にパフォーマンス評価をしていたという流れである。

　1つ目の流れとしては、第Ⅲ部2-2、2-3、2-4が相当する。2-2では、臨床診断の思考力を実習前に習得させる必要性を感じていたところ、看護教育で注目されていたタナーの臨床診断モデルを知って学習し、このモデルに沿ったリフレクションを実施するカリキュラムを設計している。

　2-3では、実習の安全性を確保するには一定水準の実践能力を実習前の段階で担保する必要があるという問題意識から、質保証のために医学教育などですでに実践されていたOSCEを助産師教育に取り入れている。10年以上の歳月をかけて、研修会のほか、教員間での共有、実施体制の調整をしてきたという。

　2-4では、実習での成長を総合的に捉えたいという願いから、従来行ってきた技術の量的な評価ではなく、実践能力の質的な評価に転換することがめざされた。医学教育で導入されているMini-CEXなどの方法を援用し、妊産婦の状況や気持ちに応じて知識や技術を統合して実践できるかを見取る評価が試みられている。

　2つ目の流れとしては、第Ⅲ部2-1、2-5が該当する。2-1では、助産師としてのアイデンティティを育みたい学生像として重視しており、それを講義の段階から1年かけて育むカリキュラムを構築してきた。臨床に近い状況における助産師としてのあり方を問う場面を年間において何度も設定し、そのたびに学生の考え

を書かせてきた。これは、妊産婦の状況に即して知識や技術を統合して助産師として考え、その考えを伝えられるかを見取るパフォーマンス評価と見ることができる。

　また、2−5の評価改革の発端は、学校は診断や技術の習得を重視していたが、指導者は母児の安全のためにタイムリーな報告・相談などチームの一員としての実践能力を重視しているというずれである。臨床で求められていることを評価できるように、分娩介助の例数別の到達目標や到達の目安を改訂し、実習の評価表としてルーブリックを作成し、それをもとに実習のリフレクションを行うようになった。

3−4　助産師教育のカリキュラム改善に向けた指針と留意点

　助産師教育の5つのストーリーをみると、カリキュラム改善に向けた指針としては、卒業時に目指すべき助産師像が明確にあり、そこに向けてのカリキュラムが設計されていることが重要であると言える。とくに、実習を含む各科目や単元でのパフォーマンスと目標・評価を一致させ、さらに科目等の目標と目指すべき助産師像が関連していることが必要である。長期間にわたって到達を目指す助産診断や技術が中心となる助産師教育においては、カリキュラムのどの段階で何を到達すべきか、何を評価するかを明確にした教育計画や評価計画が必要な要素になってくる。その際、到達するまでどのような知識や技術を習得すればよいかを自ら考えて学べるよう、学生が段階を追って何を目指すのかがわかるための教育を考慮することが求められる。

　カリキュラム改善における留意点としては、①教育機関の教員全員でのカリキュラム設計における意見交換と共有、②実習指導者と教員がともに実習で求めるパフォーマンスを共有することが挙げられる。カリキュラム設計の基となるのは、助産の基本概念や助産専門職としての考え方、期待される卒業生像を教育機関の理念や教育目的に基づいて如何に言語化するかが重要である。また、社会の変化や医療・助産の動向、助産教育の動向や基礎教育の到達度をふまえて十分に検討し、教員間で共有することが求められる。それぞれの科目や単元の目標や内容が、教育目標や期待される卒業生像とどう繋がり、他の科目とどう関連しているかを共有することで、全体像の中の位置を理解することができる。安全で安楽な技術の提供を求められる臨地では、高いパフォーマンスを求めがちであるが、学生の学びを主体に考えた指導となるよう、教員と指導者が充分意見交換をして対応していただきたい。

おわりに

　大事なのは各学校・大学のゴール（学生に育みたいもの）を実現することであり、パフォーマンス評価の導入自体を目的としてきた学校・大学はないことがわかる。パフォーマンス評価はゴールを実現するための手段の一つになりえるのであり、取

り入れる方法には様々なものがありえる。

（細尾萌子・小田初美・副島和美・倉本孝子）

ＭＥＭＯ

疑問を解決するための学習計画

学んだことやわからなかったこと

自校におけるパフォーマンス評価導入案

第Ⅳ部　活動編

　第Ⅲ部の様々なストーリーで示されているように、パフォーマンス評価をどこか
ら導入するかについては多様な可能性がある。ここでは、典型的な例の一つとして、
第Ⅱ部と第Ⅲ部で複数挙げられていた、ルーブリックづくりとリフレクションを
とりあげる。ここから始めることで、パフォーマンス評価のイメージがつかみやすい
だろう。ルーブリックには各単元・実習ごとの成長をとらえる特定課題ルーブリッ
クと、３年間など長期にわたる成長をとらえる長期的ルーブリックがあるので、そ
れぞれを作成するワークを提案した。リフレクションについては、看護教育と助産
師教育それぞれのワークを提示している。二次元コードでワークシートを読み込め
るので、研修の資料として活用してほしい。

（細尾萌子）

1　ルーブリックづくり①──特定課題ルーブリック

はじめに

　ルーブリックには、特定の単元や実習での成長をとらえる「特定課題ルーブリック」と、3年間など長期間の成長をとらえる「長期的ルーブリック」がある（第Ⅰ部参照）。ここでは、特定課題ルーブリックを作る研修方法を提案する。

　特定課題ルーブリックの作り方は、看護計画やレポート、実習記録など、実習（または単元の課題）に関する学生の作品がある場合とない場合で異なるので、それぞれの方法を紹介する。この章で説明した内容を、章末のワークシートを用いて実際に研修としてやってみてほしい。

1－1　学生の作品がある場合

（1）事前準備

　まず、実習の領域ごとのグループを作る。人数が多すぎると話し合いがしにくいので、4人か5人くらいごとに分ける。学校・大学の教員だけでグループを作ってもよいが、教員と実習指導者の合同グループが作れるとなおよい。ルーブリックづくりを通して、育みたい学生像や看護観・助産観の共有ができる。

　次に、ルーブリックを作りたい実習に関する学生の作品を集める。

　必要物品として、模造紙とマジックペンセット、小さい付箋（1.4センチ×7.5センチなど）、大きめの付箋（7.5センチ×7.5センチなど）、グループ全員が座れるサイズの机、模造紙を提示できるホワイトボード（または黒板）と磁石を、グループの数だけ用意する。付箋は多少多めに用意したほうがよい。

　ホワイトボードや黒板がない場合は、模造紙ではなくて、机を合わせたときに上に置けるほどの大きめの紙（模造紙の半分くらいのサイズ）を用意する。

　そして、作品を採点する点数の幅を決める。1～4の4段階のルーブリックを作りたいなら1～4点で採点することになる。1.5点など小数の点数はつけない。

　模造紙または大きめの紙に、ルーブリックの白枠を書く。たとえば1～4の4段階のルーブリックを作るなら、表4.1.1のような枠になる。

　観点の数はルーブリックを作る過程で決めたらいいが、6つまでがよい。観点の数が多すぎると、評価に疲れてしまって評価を教育や学習の改善に活かす余裕がなくなるのと、その実習で大事なことは何かという本質がわからなくなるからであ

表4.1.1　ルーブリックの白枠

観点＼レベル			
4			
3			
2			
1			

筆者作成

る。

　そのため、6観点のルーブリックを作成してもいいが、時間の都合上、研修では4観点のルーブリックを作るのがおすすめである。

（2）研修当日の流れ

　グループごとに集まり、各実習に関するルーブリックの観点4つを決める。本来、実習の目標とルーブリックの観点は一致するはずである。しかし、目標がたくさんある場合は、目標間の重要度の違いを検討し、その実習で核となる大事な目標4つに絞り、ルーブリックの観点にする。総合的な実践能力を問う目標と考えてもよい。遅刻、服装などできたか・できないかを個別に評価できるものや、個別の知識・技術など、重要度が低い目標はチェックリストで評価することにする。

　観点が決まったら、作品を机に並べる。各作品を全員が読み、4つの観点を念頭に置きながら採点し、採点を作品の裏に小さい付箋で貼りつける。裏に貼るのは、他人の採点に影響されないようにするためである。

　採点作業が終わったら、付箋紙を作品の表に貼り直し、点数別に作品群に分ける。人によって評価が分かれた作品はよけておく。

　まず、同じ評点がついた作品の特徴について話し合う。たとえば、グループ4人中3人が4点をつけた作品があれば、どこがいいと思ったのかについて、大きめの付箋に書く。その付箋を、図4.1.1のように、模造紙（または大きめの紙）の当該の点数のところに貼っていく。どの観点に関する特徴かわからないものはひとまずまとめて貼っておき、後で観点別に分ける。同様に、4人中3人が1点をつけた作品があれば、どこが問題なのかについて大きめの付箋に書き、紙の当該の点数のところに貼る。この作業を、2点と3点についても行う。

　作業の順番としては、一番高い点数の作品もしくは一番低い点数の作品から話し合いを始めるのがよい。2点や3点の作品の特徴は、何かはできているけれども何かはできていないということなので、4点の作品の特

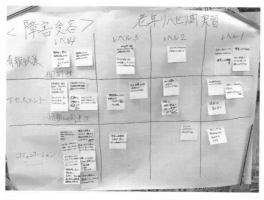

図4.1.1　ルーブリックづくりの過程
出典：筆者が講師を行った2019年8月31日の国立病院機構大阪医療センター附属看護学校講演会において撮影。

徴と１点の作品の特徴がはっきりしてから、その中間として考えた方が、考えが出しやすい。

　レベルの分け方については、下記を参考にすると分けやすい。

　○レベル１：最も困難を抱える学生の姿。

　○レベル２：不十分な学生の姿。何ができていて、何ができていないか（教科書的な知識や技術を知っているが、看護の場面で使えていないなど）。

　○レベル３：あと一歩の学生の姿。何ができていて、何ができていないか（教科書的な知識や技術を看護の場面で使えているが、相手の立場・状況をふまえて活用できないなど）。

　○レベル４：実習の終了時に到達させたい理想的な状態（相手の立場・状況に即して知識と技術を活用し、的確な看護ができているなど）。

　付箋を貼る作業ができたら、付箋を観点別に整理する。その過程で、必要であれば、観点の数を減らしたり、増やしたり、または観点の文言を変える。たとえば、付箋がほとんどない観点があれば、その観点についてルーブリックで評価する必要はなく、できたか・できなかったかのチェックリストで評価した方がいいのかもしれない。反対に、どの観点にも当てはまらない特徴が複数出てきたら、その特徴に関する観点を新たに設定したほうがいいかもしれない。また、学生の特徴と観点の言葉がしっくりこない場合は、学生の特徴に合わせて観点の言葉を変える。

　付箋のレベル別・観点別の整理ができたら、ルーブリックの表に、文章としてまとめる（これを記述語という）。その際の留意点は次の２つである。１つ目は、学生にわかる言葉で書くことである。ルーブリックを学生の自己評価や相互評価にも使えるようにするためである。２つ目は、レベル間の変化の程度が等しくなるように書くことである。レベル１と２の違いはレベル２と３の違いと同じくらいになるようにする。もし、４段階のルーブリックで、１と２の違いが２と３の違いよりもはるかに大きい場合、５段階のルーブリックにしたほうがいいかもしれない。

　最後に、評価者によって評点が分かれた作品を、このルーブリックで評価できるか確認する。うまく評価できない場合は、ルーブリックの記述語を練り直す。

（３）研修のタイムスケジュール例（３時間の場合）

　下記の流れが考えられるが、完成しなかった場合は、グループごとに再度集まり、ルーブリックを完成させたらよい。

　①15分：研修担当者による作業の説明・作業準備。

　②50分：グループ作業。

　③10分：他のグループのルーブリックを見て回り、感想を大きめの付箋に書いてルーブリックに貼る。

　④10分：休憩。

⑤40分：グループ作業の続き（研修担当者が回り、発表グループを決める）。

⑥15分：いくつかのグループが、作成したルーブリックを発表する。他の人は各自、感想を大きめの付箋に書きながら聞き、付箋を当該のルーブリックに貼る。

⑦30分：グループ作業の続き（早く終わったグループはまだのグループの支援）。

⑧10分：振り返り。ルーブリックづくりをして気づいたことを各自大きめの付箋に書き、研修担当者に提出する。

1－2　学生の作品がない場合

　看護や助産の実習の場合、患者のプライバシーの観点から録画や録音が難しく、学生の作品がないことも多いだろう。その場合は、教員や実習指導者が日々見取っている学生の姿や育てたい学生像をもとにルーブリックを作る。ここではオンライン会議システムzoomとgoogleスライドを使ってルーブリックの観点を考えるオンライン研修の方法を紹介するが、対面式＆紙で行うこともできる。googleスライドは、無料のプレゼンテーションプログラムである。パワーポイントと似ているが、複数人が同時に編集でき、書くだけで自動保存され、共同作業に便利である。

（1）事前準備

　まず、作品がある場合と同様に、参加者を実習の領域別のグループに分ける。zoomのURLを作成し、参加者に知らせておく。

　googleスライドを新規作成し、作業説明スライドとともに、各グループが書き込むスライド（各グループに5つのスライド）を作っておく。スライド1〜5：作業説明、スライド6：グループ1「基礎看護学実習Ⅰ」の文献の感想、スライド7：グループ1の育てたい学生像、スライド8：グループ1のルーブリックで評価する項目、スライド9：グループ1のチェックリストで評価する項目、スライド10：グループ1のルーブリックの観点づくりで気づいたことや疑問、スライド11：グループ2「基礎看護学実習Ⅱ」の文献の感想……といったように作る。

　本書や細尾（2021）、糸賀他（2017）といった看護・助産師教育におけるパフォーマンス評価の基本文献の中から自校に合っていると思うものを研修担当者が選び、参加者に事前に読んでおいてもらう。15頁くらいの抜粋がよいだろう。

（2）研修当日の流れ

　参加者には、zoomに入る際に、「1　京都看護学校」など、各自のグループの番号と学校名を名前の冒頭に書いてもらう。ブレイクアウト（グループに分かれて話す時間）でスムーズにグループ分けするためである。研修担当者はチャットでgoogleスライドのURLを送り、参加者各自にスライドを開いてもらう。

２時間の研修であれば、以下の流れが考えられる。

①10分：研修の説明。

②15分：ブレイクアウト。グループごとに、書記を決める（原則として、苗字のあいうえお順で一番早い方）。パフォーマンス評価の基本文献を読んで学んだことや感じたことを話し合い、自分のグループの「文献の感想」のスライドに書く。

③５分：全体。研修担当者が指名した二つほどのグループが、書いたことを発表する。その際、研修担当者は、発表しているグループのスライドを画面共有する。

④20分：ブレイクアウト。実習で育てたい学生像について、自分のグループの「育てたい学生像」のスライドに書く。

⑤20分：ブレイクアウト。育てたい学生像に照らして、実習評価項目のうち重要と思う項目を６つまで選び、自分のグループの「ルーブリックで評価する項目」のスライドに書く。他の項目は、「チェックリストで評価する項目」のスライドに書く。

⑥15分：全体。研修担当者が指名した３つくらいのグループが、（１）育てたい学生像と（２）どれをルーブリックの観点にして、どれをチェックリストの項目にしたか、（３）その理由について発表する（研修担当者は発表グループのスライドを画面共有）。

⑦15分：ブレイクアウト。「ルーブリックで評価する項目」と「チェックリストで評価する項目」を考えて書く作業の続き。

⑧10分：ブレイクアウト。ルーブリックの観点づくりで気づいたことや疑問を出し合い、自分のグループの「ルーブリックの観点づくりで気づいたことや疑問」のスライドに書く。出てきた質問は赤字で書く。

⑨10分：全体。研修担当者が指名した３つくらいのグループが、気づいたことや疑問を発表する（研修担当者は、発表グループのスライドを画面共有）。

次の研修では赤字の質問について検討し、参加者が日々見取っている学生の姿をもとにルーブリックのレベル分けを行えば、ルーブリックが完成するだろう。

おわりに

研修でもっとも大事なのは、各自の学生観や看護・助産観の違いに気づき、それをすり合わせることで、同じ方向に向かって指導していくきっかけをつかむことである。ルーブリックを完成させることよりも、議論そのものを大事にしてほしい。ルーブリックを作る過程で教員・指導者間で目標や要求水準について共通認識することで、育みたい学生の姿の実現に向けて指導を改善していけるのである。

（細尾萌子）

←160〜161頁のワークシートをダウンロードできます

https://www.sogensha.co.jp/upload/worksheet/performance_assessment_workbook/worksheet1.pdf

ワークシート　ルーブリックづくり①：特定課題ルーブリック

（1）学生の作品がある場合：ルーブリックを作る活動

ルーブリックで評価する項目４つ（実習目標のうち、総合的な実践能力を問うより重要なもの）　→ルーブリックの観点に

・

・

・

・

チェックリストで評価する項目（できたか・できないかで評価できるものや個別の知識・技能）

ルーブリック（実習名：　　　　　　　　　　　　）

レベル ＼ 観点				
4				
3				
2				
1				

●学生の作品がある場合のスケジュール

①15分：作業の説明・作業準備。

②50分：グループ作業。

③10分：他のグループのルーブリックを見て回り、感想を大きめの付箋に書いてルーブリックに貼る。

④10分：休憩。

⑤40分：グループ作業の続き（研修担当者が回り、発表グループを決める）。

⑥15分：いくつかのグループが、作成したルーブリックを発表する。他の人は各自、感想を大きめの付箋に書きながら聞き、付箋を当該のルーブリックに貼る。

⑦30分：グループ作業の続き（早く終わったグループはまだのグループの支援）。

⑧10分：振り返り。ルーブリックづくりをして気づいたことを各自大きめの付箋に書き、研修担当者に提出する。

（2）学生の作品がない場合：ルーブリックの観点を作る活動

作業説明スライド

①10分：説明。 ②15分：ブレイクアウト。文献の感想。 ③　5分：全体。書いたことの発表。 ④20分：ブレイクアウト。「育てたい学生像」を書く。 ⑤20分：ブレイクアウト。実習目標項目を「ルーブリックで評価する項目」（6つまで）と「チェックリストで評価する項目」に分けて書く。 ⑥15分：全体。書いたことの発表。 ⑦15分：ブレイクアウト。評価する項目分けの続き。 ⑧10分：ブレイクアウト。気づいたことや疑問を出し合う。 ⑨10分：全体。書いたことの共有。

育てたい学生像	ルーブリックで評価する項目
・ ・ ・ ・ ・	・ ・ ・ ・ ・

チェックリストで評価する項目	この活動で気づいたことや疑問
・ ・ ・ ・	・

◁ワークシートの活用に向けたメッセージ▷

　実習や単元のルーブリックを作成する活動は、参加者の教育観に触れることができる充実した時間となる。しかしながら、話し合いに「のる」ときと「のらない」ときがあるように思う。そのようなときには遊びの要素を入れたり、ゆるやかにすすめるとうまくいくことが多い。時間配分の通りにいかなくても、数回に分けて取り組んだり、とりくむ時間帯を変えてみたりするとよい。日々の業務から頭を切り替えて、創造的な思考をするスイッチをうまく見つけてほしい。

　また、作業は一回で完結せずに途中でやめて時間をおくことで、脳が活性化されアイデアが浮かぶこともある。キリのよいところまで終えて次回に持ち越そうとせず、あえて途中で切る方が、続きにとりかかりやすいので、ぜひ試していただきたい。

（副島和美）

　研修の機会を使って特定課題ルーブリックづくりを行う場合のポイントのひとつは、ルーブリックを完成させることにこだわりすぎないことであろう。ルーブリクの観点のネーミングやレベルの設定に悩み、個々の意見がまとまらずなかなか時間内に完成に至らないこともあろうかと思う。完成しなかったら再度集まることを筆者も推奨している。完成までの期限を設け、地道に回数を重ね、思考することで、学生にどのような能力を身につけて欲しいと考えているのか、何を見て評価するのか、等徐々に整理されていく。その過程を経てルーブリックが完成していく。完成したルーブリックはぜひ学生に見てもらい、意見をもらうことを勧める。学生が理解できない表現では指導と評価の一体化にならないからである。

（小田初美）

　助産師教育においては、10例の分娩介助やケアを行う分娩実習では症例全てで100項目近い技術評価を行い、妊娠から産後の育児までのケアを継続して行う実習では数か月から1年かけて行っていることが多い。そのような特徴から、ルーブリックを活用することへのハードルが高いと思うこともあるだろう。

　最初の取り組みとしては、妊娠期や産褥・新生児期のケアなど実習各単位で完結できるものや助産診断技術学の演習で行う事例展開など、これまでの評価では難しかったパフォーマンスで、学生の記録など作品があるものから始めるとよい。とくに実習指導者が臨床の場でもっとも優先度を高く求めるものと、演習や実習それぞれの単位における到達度を意見交換して擦り合わせることで、指導する際にもより具体的で迷いのない指導に繋がる。

（倉本孝子）

2 ルーブリックづくり②──長期的ルーブリック

はじめに

　入学時から卒業時までを見通し、教育目標に向かって学生とともに歩むための長期的ルーブリックをつくる活動を提案する。この活動は、教員チームのメンバーで教育理念を共有し、学生がどのような能力を身につけることを目指すのかを考える、このプロセスそのものが有意義で、教員同士の教育観を確認し合う時間にもなる。

　教育目標に向かって学生とともに歩むためには、様々な場面で学生がどのような姿に向かってすすめばよいのか、教員と学生が共有できる指針としての長期的ルーブリックが役立つ。

　教員チームの各教員が、学校生活で学生が体験する場面を教材化（パフォーマンス課題にして示す）し、学生にわかるようにルーブリックに照らして示すためには、対象者となる学生の理解をすることが重要である。

　最初のワークで表現する「育てたい学生像」は、長期的ルーブリックを使う立場の学生をできるだけ身近にイメージし、学生の視点で、ルーブリックを理解しやすいよう表現するための準備段階として行う。次に長期的ルーブリックの観点を表し、最後にルーブリックの基準をつくり完成させるワークとなっている。これらの活動は、ブレインストーミング、アイデアの収束、文章や表で整理する順で行う。

　ワークシート活用の際、具体的にイメージしやすいよう、筆者が所属する学校のとりくみを一例として示しながら、ワークのすすめかたを説明する。

2−1　ルーブリックを使う学生を理解する活動

（1）「育てたい学生像」のブレインストーミング

　できれば全員（複数）の教員で行う。理由は、様々な経験年数や背景をもつ教員がすることで視野が広がるからである。

　現在の教育の現場で、教員個々が理想的とイメージする学生について、できるだけ多くのアイデア（キーワード）を出す。

　アイデアを出す工夫の一例として、「反転してみる」方法がある。

　理想の学生像の正反対である最悪の学生像についてブレインストーミングし、それを反転する。アイデアは多いほどよいのでリラックスして、ばかげたようなアイデアでも批判、判断を後回しにする（理想を出しにくかった際、この工夫が役立った）。

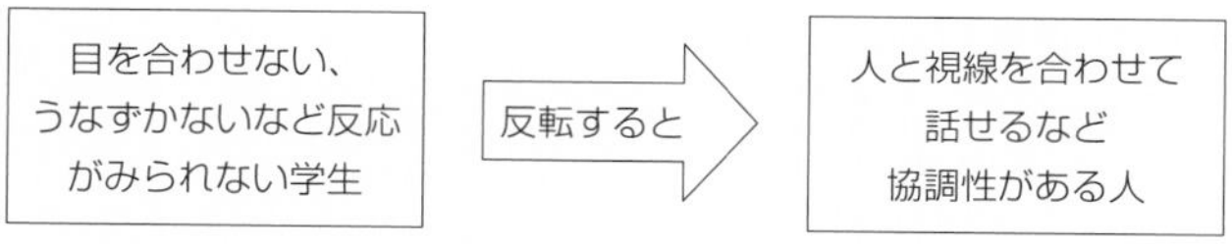

| 目を合わせない、うなずかないなど反応がみられない学生 | →反転すると | 人と視線を合わせて話せるなど協調性がある人 |

図4.2.1　カードの記入例

　ブレインストーミングの方法は、名刺サイズの用紙（付箋）１枚に１つずつ最悪の学生をあらわすキーワードやひとことを記入する。７分間など時間の制限を設ける方が出しやすい。短い時間で設定して、状況をみて少し延長していくとよい。
　ブレインストーミングした用紙のひとつずつに対して、その意味を反転して裏側に記入していく（図4.2.1）。

（2）アイデアの収束（KJ法のように）

　前述したワークで記入したカードを似たもので集め、要約したものを新しいカードに記入し、表題とする。図4.2.2に一例をあげる。

ブレインストーミング（最悪の学生の姿）	様々な理由で休んでばかり 生活が乱れて登校しない 生活リズムが乱れている	思いやりがない 人に冷たい	根本的に看護師になりたくない 学ぶ意欲がない 与えられた課題やとりくみをしない	約束を守らない 約束を忘れる	うそをつく うそつき うそをつく、ごまかす 周りの人をうらぎる 誠実でない 誠実さがない	あいさつをしない 人とコミュニケーションがとれない、話さない 目を合わせない、うなずかないなど反応がみられない学生 協働しない 話を聞かない	自分のことしか考えていない 自分のことしか考えない（自己中心） 人のせいにする 文句が多い 困るとよく泣く 言い訳する 無表情
ブレインストーミングの内容を反転させて、表題にしたもの（理想の学生像）⇩							
表題	勤勉性	思いやりにあふれる人	学習意欲がある人	約束を守れる人	誠実な人	協調性がある人	自律性・セルフコントロールができる人

図4.2.2　育てたい学生像のワーク内容の一例（カードを一覧できる図に加工した）

（3）育てたい学生像を短い文章で表現する

　この学生像は、期待する卒業生像に近い内容となる。前述した（2）の活動で収束した表題と表題にする前の（1）の活動でブレインストーミングしたカードの具体的な内容を参照して、育てたい理想の学生像を短い文章で表現する。

　たとえば図4.2.2のワークからの場合は、「看護を学びたいという意思をもっていて、人と協調性があり、人の話をきちんと聞く人。思いやりがあり、自律した生活ができ、勤勉性がある人。周囲の人に対して誠実さがあり、人のために行動ができる人。」等と表現できる。

　以下に、簡単にひとりでミニ演習ができるよう記入欄を設けた。

ミニ演習①：育てたい学生像を理解するステップのブレインストーミング
　7分間で最悪の学生の姿を書く。1枚のカードまたは1枚の付箋に1項目。
　活動をイメージするために、以下の表で試しに書いてみてもよい。

意味を反転させる（実際にはカードや付箋の裏に意味を反転させて書く）。

　ミニ演習②：アイデアの収束を行う。具体的には、育てたい学生像のカードがいくつか集まったら、それらを一枚ずつ教員チームのメンバーで話し合いながら、同じ意味内容をまとまりにしていく（カード、付箋をテープなどでつなげていく）。

　一つのまとまりごとに、話し合い、しっくりくる表題をつける（表題の数は任意）。

⇩

　ミニ演習③：表題をキーワードに使い「育てたい学生像」を短い文章で表現する。

2-2　長期的ルーブリックの観点（評価規準）をつくる活動

　（1）既存の教育目標やレベル目標等を分解（断片化・具体化）してキーワードを出す。実際に活用している教育目標を含む年次到達目標やチェックリスト、実習目標などを手元に置き、そこからキーワードを抽出する。従来の行動目標やチェックリストなどがあれば、そこからもあらためてキーワードを抽出する。ここでも多くの発想を促すために、判断をせずに多くのアイデアを出す。

　（2）KJ法で観点の整理をする。（1）であげたキーワードの意味をメンバーで解釈し、5～7つ（把握しやすい数）の表題に収束し、観点としての表現を考える。

　この作業をする際は、まず2-1で整理した「育てたい学生像」を人物像として具体的にイメージする。そして思考をすすめる前提として、その学生が教育目標に向かい成長していくために、理解しやすいと考えるキーワードで表現することが重要で、学生主体の視点が、使いやすいものにできるポイントである。

　また、キーワードを収束していく際、「育てたい学生」は、どのような能力が備わっていればそうなるのかを意識することで、表題を見出しやすかった。

　以下に、簡単にひとりでミニ演習ができるよう記入欄を設けた。

ミニ演習④：以下の56マスに、既存の目標や評価表などから重要であろうキーワードをどんどん書いていく（実際の活動では、カードや付箋などが便利）。

例：他者への関心						
論理的思考						

ミニ演習⑤：上記の56マスに整理したキーワードの意味を吟味して、次のマスに観点として表現する（観点の数は任意だが、5〜7程度が日々意識しやすい）。

例	観点1	観点2	観点3
対人対応力 省察的思考力			
観点4	観点5	観点6	観点7

（3）観点が表現できたら、その観点に紐づいているキーワードをミニ演習④の中から観点ごとに配置する。その際、どうしても複数の観点に重複するキーワードは両方に配置する。その理由は、学生が体験する場面を教材化する際に、各観点を説明するためのキーワードが重要であることに加え、観点同士の関連性についても明示できるからである。

ここでのミニ演習は、56マスのキーワードを観点ごとに色分けするなどして見やすくするとよい。

2−3　観点別の評価基準づくり（ルーブリックの作成）の活動

　これは、入学時の学生が、理想の卒業生（新人看護師）像に向かって、どのように自身の能力を育んでいけばよいか、観点別に、イメージできる表（長期的ルーブリック）となる。学生には、節目ごとに意識して活用してほしい。筆者らは、中間・年度末だけでなく、行事や実習の前後など頻繁に活用している。そのため、学生主体の視点をもって、自己評価を助けるような表現にしたい。

　筆者らは、実際に作成したものを、学生とともに活用し、書かれている内容を解釈するプロセスで、表現に関する学生からの意見も聞き、指導と評価が一体化していくことを体験した。

ミニ演習⑥：次頁のワークシートを用いて以下の（1）（2）を行う。

（1）観点と基準の表をつくる。

まず観点別に、卒業時（理想的な姿）のレベルを作成する。

　次に入学時のレベル（基準1）を作成する。最後に中間のレベルを作成し、ステップがふめるように全体を調整する。

　（2）できあがった長期的ルーブリックの観点と履修カリキュラム、カリキュラム外の教育活動などとの関連を確認し、「育てたい学生像」の学生主体の視点で、学ぶプロセスをイメージできるかを確認する。

　たとえば、1年次のはじめての実習後の時期の学生、カリキュラムが半分くらい修了した時期の学生、最終学年の夏頃の学生などをイメージして考えるとよい。

おわりに

　ここまでに作成した観点同士及び自校の教育目標と観点との関連を教員間で話し合い、図示するなどして、学生が成長するプロセスをイメージし、現実的に可能な姿かを確認するとさらに使いやすいものとなる。

　できたものを実際に活用してみて、修正を加えて、自校で教員と学生がお互いに使いやすいものにしていく。

（副島和美）

 ←165 〜 168 頁のミニ演習①〜⑥と
169 頁のワークシートをダウンロードできます

https://www.sogensha.co.jp/upload/worksheet/performance_assessment_workbook/worksheet2.pdf

ワークシート　ルーブリックづくり②：長期的ルーブリック

数字はワークの順番。

卒業時のレベルを作成してから、入学時、次にその間を作成する。

	記載例	観点1	観点2	観点3	観点4	観点5
基準	①省察的思考力					
②キーワード（10個程度）	オープンマインド、事象の全体像をとらえる力、他者理解と共感性					
③卒業時レベル4	体験をリフレクションする習慣をもち（略）、よい看護実践を探求し続けている					
⑤レベル3	体験を（略）つなげようとしている					
⑥レベル2	自己開示が（略）表現できる					
④入学時レベル1	経験したことを自分なりに振り返り（略）考えている					

◁ワークシートの活用に向けたメッセージ▷

　この長期的ルーブリックづくりの目的は、ディプロマ・ポリシーなどすでにできあがった育てたい学生像から頭の枠を外し、目の前の学生の姿をベースに、育てたい学生像を帰納的に考え直すことにあると思われる。今まで出会った最悪の学生像を思い返すことで、その反対である、自分が理想と思っている学生の姿が見えてくる。その姿は教員によって様々だからこそ、なるべくすべての教員が参加し、互いの学生像を出し合ってすり合わせることで、どの観点についてどこまでできてほしいのかについての共通理解ができるだろう。このように、「教員がどう育てたいか」という発想ではなくて、「学生にどう育ってほしいのか」という学習者中心の発想でルーブリックを作ることで、学生にとっても理解しやすく、自己評価して自らの学習改善に活かせるものになるだろう。

（細尾萌子）

　長期的ルーブリックを作成する場合のポイントの一つは、「育てたい学生像」のブレインストーミングの際のアイディアを出す工夫として、理想とする学生像からスタートするのではなく、問題に感じる学生の姿に反転してみることであろう。現実の学生の中には、「これで本当に看護師を目指すのか」と疑問に思ってしまう学生もいる。しかし、そういう学生であっても、可能性を信じてかかわっていくのである。「最初は問題がたくさんあったけど、ちゃんと卒業したよね」といった経験をもとに考えていくと、馬鹿げたようなアイディアが出たとしても、学生を馬鹿にしているわけではなく、根気強くかかわった教員に対して頑張って対応した学生の姿や、教員自身の頑張りも思い出され、ワークが楽しみながらできた。アイディアを出すために反転させてみると、あるべき姿から離れて思考が広がる経験を何度もした。思考を柔軟にし、ワークを楽しみながら取り組めるとよい。　　　（小田初美）

　助産師教育で経験数を求められる分娩実習においては、どの教育機関の学生も実習施設をいくつも経験しながら症例数を確保している。そのため、育てたい学生像や経験例数による到達度を臨床と共有して指導を行うことは年々難しくなっている。だからこそ卒業時の助産師像を目指した長期的ルーブリックの検討として、「妊産婦・新生児にとってどんな助産師が望ましいか」を臨床指導者と意見交換する機会を作るだけでもよい。助産の独自性は、妊産婦の持てる力をより発揮できるためのケアを行い、妊産婦の主体性を引き出すことを実習で学生自身がマネジメントすることである。まさにそれは継続事例を受け持つ実習での実践であるため、長期的ルーブリックでは、継続事例や分娩介助などの10例の実践において、学生が目指す道筋が見えるという点で、節目での課題の見える化に役立つと思われる。

（倉本孝子）

3 看護のリフレクション
——学生が振り返るためのフィードバックとは

はじめに

　このワークでは、実習記録の指導を通して、学生が自身の看護実践をリフレクションすることを支援する方法を紹介する。

　学生との相互作用によってすすめていくことが重要であるので、正解はないと考えているが、学生の実習記録を通して学生の成長の促進を目指したコメントについて提案する。

3−1　リフレクティブジャーナル（RJ）

　リフレクションの意義については、第Ⅰ部を参照されたい。

　リフレクションを促進させるための方法は、個人で行う・他者との対話で進める・記述する等がある。今回紹介するのは、実習記録としてリフレクティブジャーナルを記述する方法であり、それを使うことでその中に埋め込まれている状況について教師や臨床指導者がコメントすることを通して、学生の実践的思考力を向上させる方法である。

　リフレクションに必要な、自己の看護実践経験を記述するという行為をいわゆるリフレクティブジャーナル・ライティング（田村、2014b）という。

　リフレクティブジャーナル（以下、RJとする）は、看護実践という行為の中に埋め込まれている実践知を、リフレクションを深化することで可視化しようとする（田村、2014c）ためのものである。リフレクションには「実践の中のリフレクション」と「実践後のリフレクション」があるが、実習記録として書くRJは実践の後のリフレクションであり、実践した後、自分が気がかりと感じた出来事に対して、深く探究することで、次の「実施の中の行為」に生かしていけることをねらっている。

　記述を用いたリフレクションの書き方としては、決まったものはないが、看護の実習ではギブズ（Gibbs, G.）の6つのサイクルを用いることもある。6つのサイクルとは、「記述・描写」「感覚」「評価」「分析」「結論」「行動計画」である。しかし、このステップにとらわれすぎると、思考を形式的なものにすることもあるため、参考にしながら記述することを勧めている。

　学生がどのような出来事についてリフレクションを行うかについては、学生が自

ら振り返りたいと考えた場面、気がかりな場面から考えることを勧めている。何か気がかりなことが起こったり、気がかりに感じたりしたことをリフレクションするということは、自分がその状況を意図的に選択し、積極的にそのときの看護を振り返る姿勢の表れであり、その学生の看護に対しての認識や情緒や価値観等を反映していると考えることができる。

　選択した看護場面に向き合う中で、何を観察して、どう感じ・考え・判断して、どのような行為を行ったのか、それが対象や周囲の人にどのような影響があったのか、次にどうするか等、感情や思考と行動をつなぐことができ、これを繰り返すことで経験知と形式知を積み重ねていくことができる。リフレクションによって、自己と対話しながら自分を客観的に見つめ、実施したケアの意味を探究し明らかにすることから、自分で自分を承認し、実感的に自信を得て、次のステップに進んでいくことができると考える。

　RJを導入する前の本校の実習記録は、看護過程の展開を中心としており、看護実践の振り返りでは、看護の対象者のアセスメントに焦点が当てられがちで、病態生理や治療、ライフサイクルの特徴などを踏まえ科学的根拠に基づいた内容であるか否か、いわゆる形式知の習得に重点が置かれていた。看護実践で失敗したことや気がかりなことがあったとしても、その日の実習後のカンファレンスや実習記録の感想の部分で反省として述べるに留まり、看護する自分の感情や価値観を十分に振り返ることはなく、援助をどうするべきかということまで考えることができていなかったため、経験知として積みあげていくことができにくかったと言える。RJを取り入れたことによって、学生の気がかりな場面から出発するという学生を主体とした指導を意識できるようになった。

3−2　リフレクションにおける教師、指導者の姿勢

　看護の実習は、学生と患者、教員、指導者などがそれぞれ独自的で主体性をもちながら互いに影響し合い、協働する努力をしつつ、患者にとってよりよい看護実践を目指しながら学生の成長をともに目指す動的な場である。教員、指導者は学生のリフレクションする方向性を強要できないが、学生のたんなる自由な活動だけででも成立しない。したがって学生が自分なりの感じ方、考え方、経験などの背景をもって参加していることを尊重しつつ、看護の意味づけを支援していくかかわりが必要である。意味づけの方向性には、実習目標やルーブリックの規準に当たる項目や、患者の看護目標等を総合的に判断し、学生にかかわっていくことが必要であり、場面を教材化する能力が教師や指導者に求められる。教師や指導者も学生へのかかわりが効果的なものになっているかどうか、自己のかかわりをつねにリフレクションしながら、かかわる必要がある。

3-3　実習記録（リフレクションシート）にコメントするためのワーク

　ここからは、具体的な実習場面を想定し、学生のRJに対して、どのようにコメントをしていくのかを紹介する。

（1）具体的な実習場面の紹介
・成人看護学実習（回復期）2単位　90時間
・学生情報：3年課程　3年生　A
・学生の本実習のゴール（目標）：「対象を生活者として捉え、ベッドサイドでの時間を大切にし、安全・安楽な療養生活を支え、思いに寄り添い、セルフケアを高め、退院後を見据えた看護を行う。病と共によりよく生きる支援について理解し、実践できる」
・受け持ち患者情報：B氏70代女性。独居。学生が受け持つ9か月前に脳幹脳炎発症。気管切開を受け、喀痰貯留が著明で、呼吸状態が不安定であったため、学生が実習を行っている病院へ転院され、誤嚥防止のため声門下咽頭閉鎖術を受けた。転院前よりほぼ寝たきりで日常生活動作（ADL）の全介助が必要であったが、認知機能に問題はなく、コミュニケーションは筆談やジェスチャーで可能であった。学生は術後8日目より受け持った。

（2）実習場面の展開
　①受け持ち9日目。患者の状態：経口摂取ができず、顔面神経麻痺もあり、表情筋の拘縮や口腔内乾燥が著しかった。口腔ケアは実施されていたが、コミュニケーションの際に、開口が小さく、舌の動きも悪く、口腔内の廃用状態が見られた。
　②看護上の問題：脳幹脳炎による寝たきり、術後床上安静に関連した廃用症候群
　③看護上の問題に対する長期目標：廃用症候群を予防しながら、B氏がケアを心地良いと感じ、必要時のナースコールや筆談、ジェスチャーで意志疎通ができ、今ある筋力や関節可動域が維持・向上できる。
　④看護上の問題に対する短期目標（一部）：口腔ケア、顔のマッサージにより口輪筋、表情筋の動き、筋力をつけ、口パクや表情で相手に意志を伝えることができる。
　⑤具体策（一部）：
・食前にモアブラシで口腔清拭実施、保湿剤使用
・自分でできるときには、右手でモアブラシを持ち、口腔内・舌をケアしてもらう。
・口輪筋をマッサージ、表情筋マッサージ

・口パク運動

・筆談、文字盤、ジェスチャーによるコミュニケーションを図る。

・酸素飽和度、呼吸状態、気道音を確認し、痰を吸引する。

⑥学生の実習９日目のRJ

　　受け持ち開始２日目より、私は表情筋のマッサージ、口パク運動、口腔ケアを計画、実施していた。口腔ケアでは、青リンゴ味の保湿剤、モアブラシを用いて口輪筋をほぐすことで拘縮予防、口腔内の保湿、青リンゴ味でリフレッシュを目的に実施していた。口腔ケアについてB氏は「潤った。さっぱりした。リンゴ味は気持ち悪くない、気分転換になる」と筆談で示されていた。

　　休日を挟み、看護記録を見ると、「「s：（口腔ジェルは）いや、やめて欲しい、青リンゴ味の保湿剤は塗布しないで欲しい」、べたべたしますかの問いに対して、うなずかれた。口腔内湿潤しており、保湿剤の塗布を見送る」と記載されていた。

　　この内容について私がB氏に確認すると、看護記録の記載内容と同じ反応であった。

　　これまで私はB氏の思いを確認しながら口腔ケアを行っていたが、B氏が保湿剤を好まれていなかったのを知り、私がB氏に対して押し付けや遠慮させてしまうような関わりをしてしまっていたのではないかと不安になった。そして私はB氏に遠慮させてしまったのではないかと考え、大変ショックだった。

（看護学生A・Oさんの協力を得て、筆者により事例を作成した）

（3）コメントワーク

①学生のRJを読み、あなたならどのようにコメントしますか？

記入した後、複数名で話し合ってみましょう。

②コメント参考例

コメントに正解はないと考えるが、以下にコメントの参考例をいくつか示す。

A．毎回の口腔ケアの際、口腔内の状態はどうなっていましたか？

B．本日の口腔の状態はどういう状態でしたか？先週の状態と比較してみるとどのような変化が見られましたか？

C．休日の受け持ち看護師に、直接、その日の患者さんの状態や口腔の状態がどのような状態であったのか、確認してみましょう。

D．「B氏に確認すると、看護記録の記載内容と同じ反応であった」と述べていますが、同じ反応とは、具体的にどのような反応だったのですか？

E．あなたが口腔ケアを実施している以外の時間帯での看護師の口腔ケアについては、どのように把握していましたか？

F．保湿剤の種類や量については、どのように考えて決定していましたか？

G．口腔ケアの援助について振り返ってみて、よかったと思うことと問題だったと思うことはどのようなことですか？

H．今回の口腔ケアの方法を変更するとしたら、どのような状態になったら、変更したり終了したりすればよいと考えますか？

I．B氏の「潤った……気分転換になる」という言葉を聞いて、どのように感じていましたか？

J．患者さんに遠慮させてしまったのではないか、と考えていますが、その理由を他に思いつきますか？

K．患者さんに遠慮させてしまったのではないか、と考えて不安な気持ちになり、またショックだったのですね。その時の感情について、他に表現するとしたら、どういうものですか？

L．もし、患者さんが遠慮されていたとして、患者さんの病歴や社会的背景から考えて、どのような方であると思いますか？あるいは、看護師に保湿剤の塗布を拒否された患者さんは、どのような方であると思いますか？

③コメント参考例をみて、どのような点に気づかせたいと考えたコメントと思いますか？記入したあと、複数名で話し合ってみましょう。

④この事例に対するコメントの意図

　この事例の場合において、学生の経験の意味づけを支援するためには、以下のような指導上のねらいをもって、この場面を教材化し、指導者や教員はコメントしていくとよい。あくまで筆者が考えた指導上のねらいであるため、読者の皆さんが気づかせたいと考えたことと、どの程度マッチするものがあるかわからないが、コメントの意図として参考になるとよいと考える。

> ・患者の思いを確認しながら口腔ケアを進めていたが、患者の状態は日々変化するので、その都度丁寧に口腔内の観察をする必要性と、状態の変化に合わせて心理面も変化することについて考えられるようになってほしい。
> ・ケアの方法もずっと同じ方法で実施するのではなく、アセスメントしながらより患者さんに合うように方法を微調整する必要性について気づいてほしい。
> ・看護は継続性のあるものなので、自分の援助のことだけでなく、看護師が実施している口腔ケアの方法やそのときの患者の反応などにも注意しながら、援助計画を追加・修正していってほしい。
> ・患者のニーズにあうように看護師の看護計画にも学生の意見を反映させ、看護師と一緒によりよいケアを考えていってほしい。
> ・教員が看護師との間に入るのではなく、学生が主体的に行動して、看護師とともにチームの一員としての看護を実践していくことを体験してほしい。
> ・ショックな気持ちが影響してか、「遠慮させてしまった」と、その理由について深く考えないまま、反省しているようにも見えるので、他の視点で本当にそうかどうか、考えてほしい。
> ・実習の後半であり、今一度、患者さんの性格や他者への意思表示の傾向などについて考えてみて、患者像を深めてほしい。
> ・自分の気持ちがRJの中に具体的には表現されていないように思うので、もう少し感情を表現し、自分への気づきも深めてほしい。

　また、学生のリフレクションを支援するために、リフレクションのサイクルを意識したコメントも必要である。学生のRJを指導する際、取り上げた場面の描写が十分ではなく、いわゆる「５Ｗ１Ｈ」がわかりづらいことがある。自分の直接的体験を話したり書いたりして自分自身や他者に伝えることが、リフレクションの基盤である（田村、2014a）。まずは事実の描写として、他の人がその場にいたかのように理解できるように、いつ起こったのか（when）・誰がいたのか（who）・どこで起こったのか（where）・何が起こったのか（what）・どのようにしてそれが起こったのか（how）・なぜそうなったのか（why）を具体的に書くように学生に示し、不足している場合はそれらを引き出すようにコメントするとよい。

　事例のRJにおいては、休日中の看護記録を見て、その内容や患者さんの反応か

ら「患者さんに遠慮させてしまった」と考え、それまでの口腔ケアを否定してしまうような可能性がある。まずは、A〜Eのように口腔の状態がどうであったのか、その変化の様子、それらを把握するための観察の実施、患者の表情、看護師が行っている口腔ケアの実際等の事実をさらに描写できるような視点のコメントを行うとよいのではないかと考える。また、F〜Hのように実施してきた口腔ケアを客観的に評価し、よりよいケアを目指すための視点のコメントも行うとよいのではないかと考える。また、学生の感情が具体的に表現されていない場合には、J〜Kのように学生の感情を引き出すようなコメントを行うとよいのではないかと考える。とくに「患者に遠慮させてしまった」とショックに感じている場合は、学生が感情的になりすぎることなく、否定的なことが起こった際の自分の受け止め方について自己への気づきが深まるようなコメントを行うとよいのではないかと考える。さらに患者像をもう一度描き直すことで、患者の反応の意味を深く考えるようなコメントも行えるとよいと考える。

（4）コメントワークのまとめ

コメント例を12個示したが、これらすべてを実習記録に記述すると、学生は詰問されたように受け止め、プレッシャーになることもある。その時々の学生や患者の状況を踏まえ、ルーブリックの規準に関連した事柄を教材化し、優先順位の高いものからコメントしていくとよい。そして記録上でコメントすること、学生に直接聞いてコメントすること、患者さんのベッドサイドに一緒に行って確認しながらコメントすること、カンファレンスでコメントすること等、どの機会を使ってコメントすることが有効なのかも考えながら学生のリフレクションを支援していきたい。

筆者たちもはじめてRJを読みコメントする場合、どの点に対してコメントすればよいか試行錯誤であった。教員経験の浅い教員はとくにそうである。そのようなときには、教員同士でRJを読み合い、「どうコメントしたらよいか。どこがポイントになるのか」「自分だったらこの点についてもう少し聞いてみたい。考えさせたい」などのやりとりを行っている。教員の知識や経験、看護観、指導観などによって、様々な意見が飛び交う。教員にとっても学びの場である。学生の看護のリフレクションは、教員の看護のリフレクションでもある。

おわりに

ここでは実習記録を通して、学生が自身の看護実践をリフレクションすることを支援するコメントについて述べてきた。実習記録は学習の記録でもあり、学生は読み返しながら実習を進めるため、コメントを入れたことが自己効力感や学習意欲の低下につながることなく、学習のヒントになるように支援していきたい。

（小田初美・副島和美）

ワークシート　**看護のリフレクション（ノート・記録）**

1．具体的な実習場面

　　・領域

　　・学生情報

　　・学生の本実習のゴール（目標）

　　・受け持ち患者情報：

⇩

2．学生（ノート・記録）へのコメント

⇩

3．コメントの意図

◁ワークシートの活用に向けたメッセージ▷

　看護師の専門性は、一般的な理論や技術を適用して所与の問題を解決する「技術的熟達者」ではなく、状況や自己と対話しながら新たな枠組みで問題を設定し解決法を省察する「反省的実践家」として育まれるとされている（ショーン、2001）。このワークのポイントは、「学生の気がかりな場面」からリフレクションを始めることにあるだろう。これまでの枠組みで解決できなかったり心配が残ったりした場面で学生が省察をし、教員や指導者からの問いかけやコメントを受けることで、従来の考え方の問題点に学生自身が気づき、次の実践場面で活用できる新たな思考の枠組みを得ることができる。教員が気になった場面ではなく、学生が気になった場面を手始めに、みなさんもぜひ学生にリフレクションをさせてほしい。

（細尾萌子）

　リフレクションを行う場合、その日の実践を振り返るなど往々にして大きな枠で行いがちである。学生にとっては、自身が振り返りたい、あるいは気になった場面ができなかった場面になることが多く、そのため「できなかった」事実に対する反省が主となってしまう。とくに実践において教員や指導者は、学生が気づけていないそのときの状況やどうすればできるようになるかなど、学ぶべきことをいかに学生自身が気づけるように方向性を示唆するかが重要である。

　また、学生がなぜそのように考えたのか、その実践の意味は何かなどを深めるためにも、学生自身に「間違っていたらどうしよう」と思わせない心理的安全性を担保していただきたい。つねに新たな施設での実習や初対面の指導者に自身の考えや看護に対する思いを表現することは、学生にとってとても勇気が必要である。学生の気づきをよりよい学びにするための工夫をお願いしたい。

（倉本孝子）

 ←178頁のワークシートを
ダウンロードできます

https://www.sogensha.co.jp/upload/worksheet/performance_assessment_workbook/worksheet3.pdf

4　助産のリフレクション
——学生が振り返るためのフィードバックとは

はじめに

　本章では、オランダのコルトハーヘン（Korthagen, F. A.）が提唱した教師教育におけるリフレクションのサイクル（第Ⅰ部参照）を援用し、助産の実習において学生が妊産婦にケアを実施した後で学生が行うリフレクションの支援のロールプレイとギブズ（Gibbs, G.）が提唱した振り返りのプロセスであるリフレクティブサイクル（第Ⅳ部3参照）を活用した事例検討を提案する。この活動を通して、学生が主体的に振り返り、次の目標を見つけるために、指導者はいかにフィードバックをしたらいいのかについて、気づきを得てほしい。

4－1　リフレクションのロールプレイ
——学生が妊産婦にケアを実施したあとで行うリフレクションの支援

　まず、コルトハーヘンのサイクルに基づく学生のリフレクションを実習指導者（や教員）が支援する行為のロールプレイを紹介する。

　ロールプレイの準備として、助産の実習で学生がよく出会いそうで、つまずきがちな場面を設定する。場面設定は、学生が妊産婦にケアをする直前のところまで考えたらよい。ここでは事例として、産後の入院中の母乳支援の場面を示す。

・産婦：30歳、初産、妊娠経過順調、39週4日で経腟分娩。微弱陣痛、前期破水のためアトニン促進となり分娩（所要時間14時間半）、男児、体重3050g、身長47.5cm。破水のため出産二日前から入院し、緊張続きであまり寝られていない。心配性で不器用。

・学生：3例目。1例目は緊張して頭が真っ白になり、産婦に一言も声をかけられなかった。指導者のケアを見ているだけで終わってしまった。2例目は、自分の手に指導者の手を載せてもらって介助をしてもらうことで、少しケアにかかわることができた。だが、児の健康状態に関するアセスメントや産婦とのコミュニケーションは十分にできなかった。

・産婦からナースコール。産後翌日の朝。赤ちゃんにおっぱいをうまくあげられないので見てほしいとのこと。

・指導者と一緒に学生が産婦の部屋に行くところからロールプレイ。産婦の訴え「夜のあいだは自己流でがんばったが、赤ちゃんは乳頭をかじるだけで痛く、吸わ

表4.4.1　ロールプレイのメモ用紙

	学生	妊産婦
Want	学生は何をしたかったのか？	妊産婦は何をしたかったのか？
Do	学生は何をしたのか？	妊産婦は何をしたのか？
Think	学生は何を考えていたのか？	妊産婦は何を考えていたのか？
Feel	学生はどう感じていたのか？	妊産婦はどう感じていたのか？
学生のリフレクションにいかにフィードバックすべきか？		

出典：Korthagen（Ed.）（2001）を参考に筆者が作成。

れている感じがしない。おっぱいに近づけようとすると、赤ちゃんは頭を反対に向けてしまい、タイミングが合わない。赤ちゃんの体重が減っていて心配。疲れた。」指導者が赤ちゃんを動かすと赤ちゃんは母乳を吸うが、産婦が自分でするとうまくいかない。

　ここでは、90分の研修で行うことのできるロールプレイの流れを紹介する。事前に、参加者の実習指導者（や教員）を、4人か5人のグループに分けておく。また、参加者全員分の場面設定の用紙（裏面は振り返りのメモ欄）と、グループの数の分のメモ用紙を用意しておく。メモ用紙は、表4.4.1を参考に作成する。

①10分：ロールプレイの説明・準備

②10分：各グループで、学生役・妊産婦役・指導者役・記録役（5人グループは記録役を2人）の役割を決め、場面設定の用紙を読む。

③10分：グループ活動。場面設定に続いて、つまずく学生をイメージしながら、学生役が妊産婦役にケアをする。指導者役は適宜支援する。記録役は観察する。

④15分：グループ活動。学生役・妊産婦役・指導者役・記録役が感じたことや疑問を出し合う。記録役は、出てきた意見や疑問を、メモ用紙のWant・Do・Think・Feelの当該の場所にメモする。

⑤10分：全体。3つくらいのグループのメモ用紙を実物投影機などで全体に共有し、記録役に簡単に紹介してもらう。

⑥5分：グループ活動。指導者役が学生役に問いかけなどフィードバックをし、学生が行ったケアの意味やケアの他の選択肢について学生役と指導者役で対話する。

⑦10分：グループ活動。学生がケアを主体的に改善していくためには、指導者は学生のリフレクションにいかにフィードバックすべきかについて、考えを出し合う。記録役は、出てきた意見をメモ用紙の当該の欄にメモする。

⑧10分：全体。3つくらいのグループのメモ用紙を実物投影機などで全体に共有し、⑦で出た意見を記録役に簡単に紹介してもらう。

⑨10分：振り返り。各自、気づいたことや疑問などを、振り返りのメモ欄に書く。何人かに、書いたことを話してもらう。

4－2　ギブズのリフレクティブサイクル

　リフレクションの基礎的な理論のうち、リフレクションのプロセスに関する理論としてギブズのリフレクティブサイクルがある。これは、経験から学ぶための振り返り思考のプロセスであり、助産師教育においては実習等の経験の振り返りに有用である。
　リフレクティブサイクルは、①記述・描写（何が起こったのか、どのような状況だったのか）、②感覚（何を考え感じたか、どのように反応したか）、③評価（経験の何が良くて何が悪かったか）、④分析（どう意味づけるか）、⑤結論（他に何ができたか）⑥行動計画（同じような状況が起こったらどうするか）を繰り返すプロセスによる。⑥が新たな①につながる。これは "Learning by Doing" を学習するためのガイドである。

（1）リフレクティブサイクルを用いたリフレクションの留意点
　より学習者が活用しやすいようにギブズのリフレクティブサイクルを改訂し、併

表4.4.2　リフレクティブサイクル改訂版と併用して活用するガイドライン

リフレクティブサイクル		留意点
①説明（記述）	どのような状況だったのか？何が起こったのか？	どのような状況だったのかを記述する。判断や結論を出さずに、記述に集中すること。
②感情	この状況においてあなたはどのように感じ、どのように反応したのか？	あなたの感情に焦点を当て続ける。分析はまだ行わないこと。
③経験についての最初の評価	経験について、良かったこと悪かったことは何だったのか？	この経験を通じて、あなたが気にかかったこと（肯定的、否定的）の核心をつくために、最初にどのように感じたか、どのように反応したかを評価する。
④批判的分析	この経験を通じてあなたはどのように感じたのか？	何が起こったのか、状況を批判的に分析する。他の人の経験はあなたと似ているか、違うのか。それはどのように？分析の結果、浮かび上がってくる課題はどのようなものか？このことは以前の経験とどのように繋がっているのか？
⑤まとめ	この経験をリフレクションすることで、自分自身が何か新しいことを学習したように感じるか？	自分自身、自己への気づき、そしてあなたの実践について新たに学習したことはどのようなことか？この経験を通じて新たに学習したことの中で、あなたはどんな実践を推奨したいか？
⑥最終評価と行動計画	同じような状況であなたは何を変えることができるか？	同じような状況が再び発生した場合、あなたはどのように行動するか？あなたが学習を通じて得た知識を、次回の実践に生かしていくために、あなたはどのようなステップを踏むのか？同じような状況で、今回よりうまく対応することができたかどうかを判断する方法は何か？

出典：Bulman & Schutz（Eds.）（2013 田村他監訳 2014）

用して活用する際のガイドラインをブルマン（Bulman, C.）らが表4.4.2のように示している。

（2）リフレクションの実際例

実際にどのように活用するか、助産学実習の例で考えてみよう。

> **事例の場面**
>
> 　分娩介助4例目を経験した実習で、産婦の分娩進行は早く、入院からわずか1時間程度で出産となった。入院時の陣痛間歇は10分程度で、発作時に笑顔も見せられる状況であった。ところが、30分後に排尿を済ませた後から陣痛が2分間歇、急に努責感も出現し、分娩室に移送するとわずか数分で出産となった。学生は「どうしていいかわからず、介助は何もできなかった」と否定的であった。

①説明（記述）

> **どのような状況だったか？（学生の説明）**
>
> 　分娩が進んでいると聞き、産婦を分娩室に移送し、急いで分娩の準備を始めた。指導者から「急いで」と言われ、手袋を装着して洗浄をしようとしたら、もう児頭がそこにあり、「頭を支えて」との助言に、無我夢中で児頭を支えたので会陰保護や左手で児頭のコントロールができないうちに児頭が娩出した。陣痛が強くて肩も勢いよく娩出しそうになったので、児の両腕を何とか持って出産となった。母児の健康状態は良好であったが、娩出に必死で産婦への声かけもしていなかった。

　ここでは、起こったことの事実についてのみ記載する。上記は簡略化しているが、とくに分娩介助時の技術については、分娩進行に沿って具体的に右手や左手の使い方や会陰保護の方法も再現した。分娩介助後は、学生自身も緊張感が持続しており、学んだ通りにできなかったことや自身の課題が達成できなかったことに意識が集中し、できたことを思い出せないことがある。指導者はその事実を助言し、何が起こっていたかを客観的に伝えることも重要である。記載が難しい場合は、口頭での確認をすることも有用である。たとえば学生の実習記録や臨床の分娩時記録、パルトグラムなどを活用して、経時的にこのときに何が起こっていたのかを「産婦の（分娩）経過」と「学生の行動」の両面から状況を再現する。その際、学生も指導者もできなかったこと、つまり「なぜあのときこんなことをしたのか」を問うのではなく、ただただ事実がどうであったのかを一緒に考える姿勢で支援することが重要である。

②感情

> **この状況をあなた（学生）はどのように感じ、どのように反応したか？**
>
> 　分娩室入室前の診察所見、産婦の表情や痛みの変化から、かなり急がないといけないと思った。いつも通りの手順では間に合わないと思い、すぐに手袋を装着したが、想像するよりはるかに努責が強く、児頭下降が速かったので、焦ってしまった。このままでは墜落産もあるかもしれないと思い、両手で頭を支えた。会陰保護ガーゼを手に取ったが、保護することができないまま体幹が娩出されたので、児の両腕を私の両手でつかむのが精いっぱいだった。新生児を処置台に載せるまで何も考えられず、産婦に何を声かけしたかも覚えていない。新生児の第一呼吸が確認できたときに指導者が「おめでとうございます」と産婦に伝えて、ようやく私も性別を伝えられた。

　このように感情に焦点を当てると、行動の際に何を考えていたか、なぜそのような行動をとったか、反応の理由などが表現される。急産の場合はできなかった行動のみに着目し、その理由は判断ができなかったことであると思いがちであるが、この事例では診察所見から分娩が急に進むこと、普段どおりの準備では間に合わないことを理解しており、学生が考えられる範囲での行動をしようとしたことがわかる。介助技術が手順通りにできなかったが墜落産のリスクを考え、安全を保持しようとした行動がとれていることは、手順通りにいかない場合の反応としての対処行動がとれたと言える。

③経験についての最初の評価

> **経験について、良かったこと悪かったことは何だったのか？**
>
> 　これまでの経験を生かして分娩の経過を判断できるように情報収集を行うこと、分娩介助の一通りの技術を行えることを目標に上げていたが、判断もできず、分娩も急に進行したため思ったような介助も行えず、何もできるようになっていなかった（悪かったこと）。母児ともに健康で出産を終えたこと、産婦が出産を終えて急な痛みにびっくりしたけれど、傍にいてくれて心強かったと言っていたことが良かったことだった。

　この評価では、学生も指導者も否定的な部分を表現しがちであるが、その経験を掘り下げるのではなく、良かった点を必ず表現できるよう助言することが必要である。学生は1例ずつ到達目標を設定しても次々と見えてくる課題に肯定的になれない場合がある。分娩の技術ができなかったが結果はどうであったのか、判断ができなかったが、最終的にどの判断によって安全が保持できたのかを学生自身が考え、認識できるように支援をする。

④批判的分析

> **この経験を通じてどのように感じたか？**
>
> 　以前、急なお産に立ち会ったことがあった。そのとき助産師は産婦に優しく落ち着くような声かけをし、手際よく介助をしていた。判断力は違うけれど急な進行になるかもしれないという状況は一緒だと思う。しかし、いつの間にか応援スタッフが分娩室に来て、短い時間でも準備が整っていた。今思うと、焦ることがないようなチームプレーができていたと思う。私は一人で何もかもしないといけないと思い込んでいた。

　ここでは、他の人の経験が似ているか、違うのか、またそれはどのように違うのか、その結果、課題はどのようなものが上げられるかなどを分析する。学生が客観的に分析できるよう、学生同士の経験の違いや指導者の実践との違いに視点を向かせる。学生間のカンファレンスの題材とすることで様々な経験を共有し、分析の視点も拡がるだろう。また、指導者がこの事例から学ばせたいことに気づくよう、学生の過去の経験を引き出すことも肯定的な分析に繋がる可能性がある。

⑤まとめ

> **このリフレクションで、自身が何か新しいことを学習したように感じるか？**
>
> 　今回のような急な進行の分娩の場合、陣痛や児頭の下降に影響する因子など十分に情報が取れていれば、進行診断や予測ができるようになると思う。焦らずに介助できるようにするためには、準備を少しでも早く行い、チームプレーができるよう情報共有は欠かさないようにすることを学んだ。

　ここでは、自己への気づきや実践について新たに学習したことはどのようなことだったかを考える。分娩10例の実践において、今回の新たな学習が経験例数で到達すべきレベルより高いことも低いこともあるだろう。しかし、そのレベルを否定することなく、学生自身がリフレクションで感じた新たな学習を尊重し、次の経験でより深い学びになるような助言を行うこともよい。たとえば、情報がとれていても診断に活用していないものや情報をとることが難しい所見を統合させて判断をするように促すなどである。

⑥最終評価と行動計画

> **同じような状況であなたは何を変えることができるか？**
>
> 　今回の事例を経験して、同じように急なお産があった場合、判断に必要な情報を少しでも早く収集し、適切な時期に準備ができるようにしたい。また介助時には急な下降にも対処できるような児頭や体幹のコントロールの技術など、急に進んだときに何をすればいいかについていろいろな場面の練習が必要だと思う。

　このように同じような状況が再び発生した場合、どのように行動するか。学習を通じて得た知識を、次回の実践に生かしていくために、どのようなステップを踏むのか、を考える。実際に介助の練習を積み重ねる場合には、状況の再現も重要であるが、同じ状況を繰り返してパターン化しないよう急な進行が起こる場面も様々な事例の経験から学習することが重要である。指導者は、自身の実践経験や工夫した学習方法を伝えるなどの行動計画への助言をしたり、うまく対応することができたかどうかを何で判断するかを考えるように促すとよい。

　このリフレクティブサイクル（表4.4.2）を活用して、実習や演習の学生の状況からリフレクションを行っていただきたい。リフレクションでは、学生ができなかった内容に焦点が当たりがちであるが、よくできた診断やケア、妊産婦とのかかわりを意図的にフィードバックしていただけるとさらに学習が深まるだろう。リフレクションの練習として、学生役、指導者役になって実施することができるよう、事例を2場面設定しているので、活用していただきたい。

おわりに

　学生のリフレクションへのフィードバックでは、学生の思いを聞き取り、学生ができたことをほめ、問いかけを通して次の行動を学生自身に考えさせることが重要である。こうしたリフレクションは、学生の成長のみならず、教員や指導者の成長にもつながる。ロールプレイを活用して、一方的な評価や助言ではない、学生の主体的な思考を促すフィードバックの感覚をつかんでほしい。

（倉本孝子・細尾萌子）

 ←187頁のワークシートと
　188頁の練習事例をダウ
　ンロードできます

https://www.sogensha.co.jp/upload/worksheet/performance_assessment_workbook/worksheet4.pdf

ワークシート　助産のリフレクション

リフレクションのロールプレイ

	学生	妊産婦
Want	学生は何をしたかったのか？	妊産婦は何をしたかったのか？
Do	学生は何をしたのか？	妊産婦は何をしたのか？
Think	学生は何を考えていたのか？	妊産婦は何を考えていたのか？
Feel	学生はどう感じていたのか？	妊産婦はどう感じていたのか？
学生のリフレクションにいかにフィードバックすべきか？		

リフレクティブサイクルを用いたリフレクション

①説明（記述）	どのような状況だったのか？何が起こったのか？
②感情	この状況においてあなたはどのように感じ、どのように反応したのか？
③経験についての最初の評価	経験について、良かったこと悪かったことは何だったのか？
④批判的分析	この経験を通じてあなたはどのように感じたのか？
⑤まとめ	この経験をリフレクションすることで、自分自身が何か新しいことを学習したように感じるか？
⑥最終評価と行動計画	同じような状況であなたは何を変えることができるか？

リフレクティブサイクルを活用したリフレクションの練習事例

練習事例1

　39週、初産婦。分娩進行は順調で、分娩第1期12時間であった。子宮口全開大後、胎児心拍数陣痛図で変動一過性徐脈を認め、約1時間後に男児が出生した。児娩出までの学生の手技は、緊張しながらも指導者の指示のもと演習通りに実施できていた。出生直後の児は、啼泣・筋緊張が弱く、直ちに蘇生が必要な状況であったが、学生は児の羊水を拭きながら、アプガースコアを一つ一つ丁寧に行っていたため、指導者から「ゆっくりしていないで急ぎなさい」と言われ、手が止まってしまった。介助後の振り返りで学生は「児が泣かないので大変だと思ったが、すぐに何をすべきかわからなかった」と言った。

練習事例2

　産褥3日目、経産婦。正常分娩にて女児出産。出生時体重3700g、本日の体重3570g。母児同室で授乳は順調に行えているが、母乳分泌は少量。学生は産褥ケアの経験ははじめてであったため、実習中毎回授乳介助に訪室をした。すると、「昨夜は1時間おきに泣くのでずっと抱っこしていた。母乳が出ないから足りないんだと思う。前の子は途中から母乳が出なくなったので、今度は母乳だけで育てたい。だから1時間おきでも頑張るわ」と母親からの声を聴くことができた。学生は母親の疲労を軽減することで母乳分泌も良好になると考え、夜間の睡眠がとれるよう、また昼間の休息の取り方の助産計画を見直し、2日後母親から「すっきり眠れたせいか、前より母乳がよく出るようになった。体重ももう減ってないみたい」と喜ぶ声を聴くことができた。

◁ワークシートの活用に向けたメッセージ▷

　人前でのロールプレイの実施は、必要性を理解していても、気恥ずかしい思いをしたり、緊張して消極的になる方もいるかと思う。ロールプレイを楽しむ視点が持てるように、役割に応じて帽子や名札、仮面をつけるなどのひと工夫が効果的である。これは役割に入るオン、役割から現実にもどるオフの状態をつくりやすくし、人前で実施することのストレスを緩和することができる。また、各役割をしてくれる人への拍手や、学び合う場への感謝のムードを意識するとよい。

　リフレクションの活動は、安心・安全と感じる環境づくりが重要なポイントであり、学生だけに限らずだれにとっても必要な要素であるので、活動の前提としての環境づくりを習慣化できるとよい。

（副島和美）

　ロールプレイのポイントの1つは、ロールプレイ実施後の振り返りである。普段の実習指導で、他者が自分の指導を見て、それに対する意見をもらうことはほとんどないだろう。ロールプレイで指導者役になった人は、ロールプレイやリフレクションのフィードバックには、日頃の自己のコミュニケーションや指導パターンが投影され、よかったと思える点もあろうが反省点も出てくる。普段自分で自分の指導をリフレクションしていても、他者から面と向かって意見をもらえる機会は貴重である。振り返りの際には、メンバー全員がそれぞれの役割の経験を尊重した上で、気づいたことをアサーティブに伝えていくことが重要であり、経験したからこそ得られた知を大事にしていきたい。

（小田初美）

文　献

はしがき

細尾萌子（2021）．主体的な学び　細尾萌子・柏木智子（編著）小学校教育用語辞典　ミネルヴァ書房　p. 151.

日本看護学校協議会（2020）．カリキュラム編成ガイドライン＆地域・在宅看護論の教育内容　http://www.nihonkango.org/report/pdf/report_200603.pdf（2023 年 1 月 19 日閲覧）

第 I 部

細尾萌子（2021）．ルーブリックの意義と活用のポイント——教員・指導者も学生も成長する評価へ　看護教育, 62 (8), 692-701.

池西靜江・石束佳子（2015）．看護教育へようこそ　医学書院

糸賀暢子（2017）．学校カリキュラムの全体像　糸賀暢子・元田貴子・西岡加名恵　看護教育のためのパフォーマンス評価——ルーブリック作成からカリキュラム設計へ　医学書院　pp. 127-151.

糸賀暢子・元田貴子・西岡加名恵（2017）．看護教育のためのパフォーマンス評価——ルーブリック作成からカリキュラム設計へ　医学書院

石川倫子（2014）．看護学教育におけるパフォーマンス評価　看護教育, 55 (8), 692-697.

Korthagen, F. (Ed.) (2001). *Linking practice and theory: The pedagogy of realistic teacher education.* Routledge.（武田信子（監訳）（2010）．教師教育学——理論と実践をつなぐリアリスティック・アプローチ　学文社）

厚生労働省（2010）．専任教員養成講習会及び教務主任養成講習会ガイドライン　https://www.mhlw.go.jp/stf/shingi/2r98520000021c5z-att/2r98520000021d00.pdf（2023 年 1 月 21 日閲覧）

厚生労働省（2020）．「看護師等養成所の運営に関する指導ガイドラインについて」の一部改正について（医政発 1030 第 1 号、2020 年 10 月 30 日）https://www.mhlw.go.jp/hourei/doc/tsuchi/T201105G0040.pdf（2023 年 1 月 21 日閲覧）

窪田知子（2018）．教育と発達　田中耕治（編）よくわかる教育課程［第 2 版］　ミネルヴァ書房　pp. 46-47.

西岡加名恵（2016）．教科と総合学習のカリキュラム設計——パフォーマンス評価をどう活かすか　図書文化社

奥村好美・西岡加名恵（編著）（2020）．「逆向き設計」実践ガイドブック——『理解をもたらすカリキュラム設計』を読む・活かす・共有する　日本標準

田中耕治（2008）．教育評価　岩波書店

田中耕治（2022）．「教育評価」の基礎的研究——「シカゴ学派」に学ぶ　ミネルヴァ書房

渡辺貴裕（2019）．授業づくりの考え方——小学校の模擬授業とリフレクションで学ぶ　くろしお出版

第 II 部

2－2

中央教育審議会（2012）．「新たな未来を築くための大学教育の質的転換に向けて——生涯学び続け、主体的に考える力を育成する大学へ（答申）」

石井英真（2014）．活用する力を評価するパフォーマンス評価　看護教育, 55 (8), 684-691.

喜吉テオ紘子・Ann Nielsen・Kathie Lasater（2016）．臨床判断モデルに基づいた学習の内容と評価について——コンセプトを基盤にした学習（Concept-based learning activities）と、ラサター

臨床判断ルーブリック評価（Lasater Clinical Judgment Rubric）　看護教育, *57* (9), 720-726.

日本助産師会（編）（2021）．助産師の声明／コア・コンピテンシー2021　日本助産師会出版

日本看護協会（編）（2022）．助産実践能力習熟段階（クリニカルラダー）活用ガイド2022　https://www.nurse.or.jp/nursing/home/publication/pdf/guideline/CLoCMiP_katsuyo.pdf?ver=2（2023年5月3日閲覧）

松谷美和子（2016）．クリスティーン・タナー氏　講演録より──臨床判断モデルの概要と、基礎教育での活用　看護教育, *57* (9), 700-706.

第Ⅲ部

1－1

日本赤十字社事業局看護部（2012）．赤十字施設の省察的実践者育成に関するガイドライン　p. 1.

1－2

糸賀暢子（2017）．第7章　学校カリキュラムの全体像　糸賀暢子・元田貴子・西岡加名恵　看護教育のためのパフォーマンス評価　医学書院　pp. 127-151.

糸賀暢子・元田貴子（2017）．付録　そこが知りたい！──看護教育のための実践Q&A　糸賀暢子・元田貴子・西岡加名恵　看護教育のためのパフォーマンス評価　医学書院　pp. 171-183.

文部科学省　新しい学習指導要領の考え方──中央教育審議会における議論から改訂そして実践へ　https://www.mext.go.jp/a_menu/shotou/new-cs/__icsFiles/afieldfile/2017/09/28/1396716_1.pdf（2017年9月28日閲覧）

西岡加名恵（2017）．第1章　パフォーマンス評価の進め方　糸賀暢子・元田貴子・西岡加名恵　看護教育のためのパフォーマンス評価　医学書院　pp. 7-28.

田邊政裕（2022）．医師国家試験をもう一度考える──臨床実習後OSCEとの関連から　医学教育, *53* (3), 243-247.

鄭　谷心（2017）．第2章　戦後日本における教育課程の変遷　西岡加名恵（編著）教職教養講座　第4巻　教育課程　協同出版　pp. 31-57.

ウィギンズ, G.・マクタイ, J.　西岡加名恵（訳）（2014）．理解をもたらすカリキュラム設計　日本標準

1－3

細尾萌子（2021）．ルーブリックの活用──ルーブリックの意義と活用のポイント　看護教育, *62* (8), 692-701.

1－4

池西靜江・石束佳子（2015）．看護教育へようこそ　医学書院　pp. 171-188.

池西靜江・石束佳子（2022）．臨地実習ガイダンス　医学書院　pp. 156-173.

糸賀暢子（2017）．第4章　基礎看護学実習「看護現場への招待」　糸賀暢子・元田貴子・西岡加名恵　看護教育のためのパフォーマンス評価　医学書院　pp. 80-81.

二宮衆一（2022）．第2章　教育評価の機能　西岡加名恵・石井英真・田中耕治（編）新しい教育評価入門──人を育てる評価のために　有斐閣コンパクト　pp. 68-76.

1－5

石川倫子（2014）．看護教育におけるパフォーマンス評価　看護教育, *55* (8), 692-697.

石井英真（2014）．活用する力を評価するパフォーマンス評価　看護教育, *55* (8), 684-691.

細田泰子・根岸まゆみ・三浦友理子・奥裕美（2022）．［座談会］「臨床判断モデル」の改訂　ポイントを読みとき、活用につなげる　看護教育, *63* (4), 458-463.

細田泰子・根岸まゆみ・ラサター, キャシー（2018）．臨床判断を拓く評価に向けて──ラサター臨床判断ルーブリック日本語版の作成　看護教育, *59* (1), 40-47.

佐藤尚治・勝田譲（2023）．看護実践力の獲得を支えるスポーツコーチング　看護教育, *64* (3), 760-767.

2－1

阿部幸恵（2013）．臨床実践力を育てる！看護のためのシミュレーション教育　医学書院　pp. 62-63.

今村朋子・井上明子（2020）．産婆の神様の地で「助産師のアイデンティティ」をはぐくむ助産師教育――入学直後の神社参拝からの学び　第76回日本助産師学会抄録集　p. 53.

2－2

馬場香里・宍戸恵理・蛭田明子・片岡弥恵子（2021）．「ウィズコロナ時代」の助産師養成機関の対応とは――聖路加国際大学の対応を振り返って　助産雑誌, 75 (2), 116-119.

蛭田明子・馬場香里・片岡弥恵子（2023）．変化する分娩現象の臨床判断能力向上のためのWeb学習教材の開発　聖路加国際大学紀要, 9, 69-74.

蛭田明子・片岡弥恵子・小黒道子（2020）．助産師学生によるBlended Learningの手法を用いた授業の形成的評価　聖路加看護学会誌, 23 (1-2), 23-29.

細田泰子・根岸まゆみ・三浦友理子・奥裕美（2022）．「臨床判断モデル」の改訂ポイントを読みとき、活用につなげる　看護教育, 63 (4), 458-463.

Joel, L. A. (2022). *Advanced practice nursing: Essentials for role development*, 5th edition. F.A.Davis.

三浦友里子・奥裕美（2022）．臨床判断ティーチングメソッド　医学書院（第4刷。初刷は2020年）

Nielsen, A., Stragnell, S., & Jester, P. (2007). Guide for reflection using the clinical judgment model. *Journal of Nursing Education*, 46 (11), 513-516.

小黒道子・片岡弥恵子・蛭田明子（2020）．周産期異常の臨床判断力を高める助産教育プログラムの実施と評価　日本助産学会誌, 34 (1), 92-102.

2－3

Harden, R. M., & Gleeson, F. A. (1975). Assessment of clinical competence using an objective structured clinical examination (OSCE). *Medical Education*, 13 (1), 41-54.

伊藤美栄（2017）．助産師の卒前・卒後教育の現状と目標　現場での助産師卒後教育について（解説）　東京母性衛生学会誌, 33 (1), 36-41.

伊藤美栄・和泉美枝・藤井ひろみ・奥山葉子・平田恭子・細川由美子・滝川由香里・船木淳・眞鍋えみ子・高田昌代（2019）．助産師教育課程修了時の分娩期の実践能力を評価するOSCEの検討――卒業前の助産学生へのトライアル　日本助産学会誌, 33 (2), 200-212.

2－4

藤田之彦・神山浩（2019）．小児科臨床教育の実際（第3回）小児科におけるworkplace assessmentの実際とコツ　小児科, 60 (3), 317-323.

Ganji, J., Shirvani, M. A., Motahari-Tabari, N., & Tayebi, T. (2022). Design, implementation and evaluation of a virtual clinical training protocol for midwifery internship in a gynecology course during COVID-19 pandemic: A semi-experimental study. *Nurse Education Today*, 111.

Liu, Y. P., Jensen, D., Chan, C. Y., Wei, C. J., Chang, Y., Wu, C. H., & Chiu, C. H. (2019). Development of a nursing-specific Mini-CEX and evaluation of the core competencies of new nurses in postgraduate year training programs in Taiwan. *BMC Medical Education*, 19 (1), 270.

正岡経子・丸山知子（2011）．産婦ケアにおける助産師の『語り』から経験知を抽出するナラティヴ分析　日本保健医療行動科学会年報, 26, 158-168.

文部科学省（2022）．医学教育モデル・コア・カリキュラム　令和4年度改訂版 https://www.mext.go.jp/a_menu/koutou/iryou/mext_00005.html（2024年3月1日閲覧）

奈良県（2020）．奈良県周産期医療年報 https://www.pref.nara.jp/secure/176085/R2nenpou02.pdf（2023年2月8日閲覧）

野口真貴子（2002）．女性に肯定される助産所出産体験と知覚知　日本助産学会誌, 15 (2), 7-14.

Norcini, J. J., Blank, L. L., Duffy, F. D., & Fortna, G. S. (2003). The mini-CEX: A method for assessing clinical skills. *Ann Intern Med*, 138 (6), 476-481.

Norcini, J. J., & Day, S. C. (1995). Guidelines for interpretation of some common indicators of residency program performance. *Am J Med, 98* (3), 285-290.

総務省（2020）．e-Stat https://www.e-stat.go.jp/dbview?sid=0003411600（2023 年 2 月 8 日閲覧）

武田順子（2012）．主体的な出産・育児に向けて地域助産師が行う妊娠期の支援に関する研究　岐阜県立看護大学紀要, *12* (1), 3-15.

2-5

石引かずみ・長岡由紀子・加納尚美（2013）．助産師の産科医師との協働に関する研究——助産師の専門職的自律性に焦点をあてて　日本助産学会誌, *27* (1), 60-71.

岩木宏子（1996）．助産師学生の分娩介助実習における学びの積み重ねについて——学生の視座に基づく学びの積み重ねのプロセス　日本助産学会誌, *10* (1), 36-45.

経済産業省（2006）．社会人基礎力　https://www.meti.go.jp/policy/kisoryoku/index.html（2022 年 12 月 1 日閲覧）

工藤直子・篠原ひとみ・成田好美・吉田倫子・児玉英也（2015）．助産師学生の分娩介助技術の習得過程　秋田大学保健学専攻紀要, *23* (2), 131-139.

箕浦とき子（2012）．2 章 "現場で必要な基礎力" の看護学生への意識的な評価　箕浦とき子・高橋恵（編著）看護職としての社会人基礎力の育て方——専門性の発揮を支える 3 つの能力・12 の能力要素　日本看護協会出版会　pp. 14-16.

日本助産師会（編）（2021）．助産師の声明／コア・コンピテンシー 2021　日本助産師会出版

日本看護協会（編）（2022）．助産実践能力習熟段階（クリニカルラダー）活用ガイド 2022　日本看護協会

第IV部

1

細尾萌子（2021）．ルーブリックの意義と活用のポイント——教員・指導者も学生も成長する評価へ　看護教育, *62* (8), 692-701.

糸賀暢子・元田貴子・西岡加名恵（2017）．看護教育のためのパフォーマンス評価——ルーブリック作成からカリキュラム設計へ　医学書院

3

ショーン, D.（著）佐藤学・秋田喜代美（訳）（2001）．専門家の知恵——反省的実践家は行為しながら考える　ゆみる出版

田村由美（2014a）．第 5 章 リフレクションのスキルとトレーニング　田村由美・池西悦子（著）看護の教育・実践にいかすリフレクション——豊かな看護を拓く鍵　南江堂　pp. 101-128.

田村由美（2014b）．第 8 章 看護におけるリフレクションの研究と課題　田村由美・池西悦子（著）看護の教育・実践にいかすリフレクション——豊かな看護を拓く鍵　南江堂　pp. 171-185.

田村由美（2014c）．第 8 章 看護におけるリフレクションの研究と課題　田村由美・池西悦子（著）看護の教育・実践にいかすリフレクション——豊かな看護を拓く鍵　南江堂　p. 183.

4

Bulman, C., & Schutz, S. (Eds.)(2013). *Reflective practice in nursing*, 5th edition.（田村由美・池西悦子・津田紀子（監訳）（2014）．看護における反省的実践　原著第 5 版　看護の科学社　pp. 310-312.）

Korthagen, F. (Ed.)(2001). *Linking practice and theory: The pedagogy of realistic teacher education*. Routledge.（武田信子（監訳）（2010）．教師教育学——理論と実践をつなぐリアリスティック・アプローチ　学文社）

あとがき

細尾萌子・大谷弘恵・副島和美・嶋田佐和子・森重真弓・芋玉奈生子（2021）．【座談会】学生・教員・指導者の認識を共有するルーブリック——作成と運用の実際　看護教育, *62* (8), 702-710.

糸賀暢子・元田貴子・西岡加名恵（2017）．看護教育のためのパフォーマンス評価——ルーブリック作成からカリキュラム設計へ　医学書院

索　引

あとがき

　私は人生のいくつかの局面で、看護師さんや助産師さんに救われてきた。第一子を妊娠してすぐ、大学で健康診断があった。尿検査は、試験管に空いた2cm×5cmほどの空洞に、お手洗いで尿を入れるというものだった。女性の私はそこに尿を入れること自体難しい。前回の妊娠で初期流産したため、力を入れると今度も流産するのではという考えがよぎり、緊張して一層尿は出ない。冷や汗だらだらで看護師さんに相談すると、どこからか紙コップを持ってきてくれて、「これに入れてくれたらこちらでやっておきますよ」とのことで、検査はあっけなく終了した。尿検査のマニュアルに紙コップの準備は書かれていなかったと思われるが、その看護師さんは真っ青な私の顔を見て、とっさに動いてくれたのである。

　そうして無事第一子が生まれ、母乳が出て順風満帆かと思いきや、乳腺炎を何十回も繰り返すことになる。乳腺が細いのに平均的女性の倍ほどの母乳が出るため、動脈硬化のようにおっぱいが詰まりやすいのである。しかも第一子は何か月たってもおっぱいを飲むのがうまくならず、授乳のたびに頭を無理やり胸に押しつけなければならなかった。痛い乳腺炎にならないよう、夜中も3時間おきにタイマーで起きて授乳し、超ヘルシーな食事にして体脂肪率10％少しまでやせ、高名な助産師さんにマッサージしてもらうなど、できることはすべてやったが、だめだった。毎月高熱が出て、月の半分ほどは一日中痛い。詰まらないようにおっぱいを飲んでほしいのに、赤ちゃんはちょっと飲むだけでやめてしまう。私は授乳のたびに、「なんでもっと飲まないの」と赤ちゃんに怒り狂っていた。それでも、断乳したいと相談すると、周りの誰もが反対した。「母乳が出るんだったらもうちょっとがんばったら」「夏の断乳は脱水で危険」など。もう私は限界だった。ある日、いつものように乳腺炎になり、マッサージに来てくれた助産師さんが、「おっぱいは、お母さんがやめたいタイミングでやめてもいいんですよ」と言ってくれた。私は耳を疑った。断乳したいと言っていないのに、なぜ私の気持ちがわかったのだろう。その助産師さんに支援してもらって9月に断乳し、おいしそうにミルクを飲むわが子を見て、私ははじめて赤ちゃんをかわいいと思った。赤ちゃんは9か月になっていた。

　看護師や助産師にとって、患者や親の安全のため、正確な知識や技術はもちろん必要だろう。でも、それだけではなくて、本人の（場合によっては言語化されない）ニーズをとらえ、安心・安寧のために知識や技術を総動員し、患者や親が今必要としていることに向けて臨機応変に動ける実践能力も必要なのではないか。そういう力を持つ看護師や助産師が増えたら、私のように多くの患者や親が救われるのではないか。

　そう考えていた矢先、学生時代の指導教員である京都大学の西岡加名恵先生から、

看護教員向けのパフォーマンス評価の講演の依頼をいただいた。看護の知識はまったくなかったが、思い切って挑戦してみた。それから主に西岡先生経由で、看護教員や助産師教員、実習指導者の方を対象としたパフォーマンス評価の研修会を、11回行ってきた。その研修会で、本書の編著者である小田初美先生や倉本孝子先生と出会った。医学書院の雑誌『看護教育』の2021年8月号の企画で、ルーブリックの活用に関する座談会に参加し、そこで本書の編著者の副島和美先生とも出会った。

これらの研修を通して、看護教員や助産師教員、実習指導者の中でパフォーマンス評価に関してもっと知りたいという需要があるのに、看護・助産師教育に特化した文献は少ないと気づき、以前からお世話になっていた編集者の吉岡昌俊氏に相談したことから、本書の企画が生まれた。

関連の文献としては、糸賀他（2017）があり、看護のパフォーマンス評価の理論と実践が大変具体的に書かれている。しかしながら、あまりに完成された実践なので、「あじさい看護福祉専門学校ではできてもうちの学校では無理」と、パフォーマンス評価の導入に躊躇してしまう教員の方もいるのではないかと思った。とくに助産師教員を対象とした研修では、「パフォーマンス評価は助産師教育には合っていないのでは」というご意見を多数聞いた。パフォーマンス評価を導入する心のハードルを下げ、指導や学習の改善に活かしてもらうためには、看護教育や助産師教育におけるパフォーマンス評価にはいろいろなものがあるし、導入のあり方も学校や大学によって様々であっていいということを打ち出したいと思った。また、研修が一回で終わってしまう学校・大学が多かったことから、外部講師が行かなくても教員や実習指導者だけでパフォーマンス評価の研修を続けることのできる参考書があったらいいのではと考えた。そこで本書は、パフォーマンス評価の理論や実践例のみならず、失敗談もふくむパフォーマンス評価の導入ストーリーや研修の活動例を盛り込んだワークブック形式の本とした。

本書の執筆過程では、私の体調不良によりスケジュールや内容の変更が続き、編著者や執筆者や出版社のみなさんに多大なご迷惑をおかけした。それでも、編著者のお一人は、「私たちはみな看護職ですから、大丈夫ですよ」とおっしゃってくださった。看護・助産の精神を本当に体現されているのだと感じた。このメンバーで本を最後まで作り上げられたことを大変光栄に思う。私は教育学者であり、看護教育や助産師教育については素人であるが、他の編著者をはじめとする看護教育や助産師教育の専門家のみなさんとチームを組んで本書を作れたからこそ、看護教育や助産師教育に携わる教員や実習指導者の方に届く本になったと感謝している。

最後に、創元社の編集者の吉岡昌俊氏に、心よりお礼申し上げたい。

2024年5月

細尾萌子

編者紹介

細尾萌子（ほそお　もえこ）
立命館大学文学部人間研究学域准教授。専門は教育学。主な著書に『フランスでは学力をどう評価してきたか』（単著、ミネルヴァ書房、2017 年）、『教育課程・教育評価』（共編著、ミネルヴァ書房、2018 年）、論文に「ルーブリックの意義と活用のポイント——教員・指導者も学生も成長する評価へ」（単著、『看護教育』第 62 巻第 8 号、2021 年）などがある。

小田初美（おだ　はつみ）
京都第二赤十字看護専門学校前副学校長。専門は看護教育。

副島和美（そえじま　かずみ）
京都第二赤十字看護専門学校副学校長。専門は看護教育。

倉本孝子（くらもと　たかこ）
社会医療法人愛仁会本部看護部看護部長。森ノ宮医療大学客員教授。専門は助産師教育。

執筆者紹介

細尾萌子（ほそお　もえこ）編者・はしがき・第Ⅰ部・第Ⅲ部 3・第Ⅳ部扉裏・第Ⅳ部 1・第Ⅳ部 4・第Ⅳ部ワークシートの活用に向けたメッセージ・あとがき
立命館大学文学部 准教授

小田初美（おだ　はつみ）編者・第Ⅱ部 1・第Ⅲ部 1 − 1・第Ⅲ部 3・第Ⅳ部 3・第Ⅳ部ワークシートの活用に向けたメッセージ
京都第二赤十字看護専門学校 前副学校長

副島和美（そえじま　かずみ）編者・第Ⅱ部 1・第Ⅲ部 3・第Ⅳ部 2・第Ⅳ部 3・第Ⅳ部ワークシートの活用に向けたメッセージ
京都第二赤十字看護専門学校 副学校長

倉本孝子（くらもと　たかこ）編者・第Ⅲ部 2 − 5・第Ⅲ部 3・第Ⅳ部 4・第Ⅳ部ワークシートの活用に向けたメッセージ
社会医療法人愛仁会本部看護部 看護部長／森ノ宮医療大学 客員教授

甲賀純子（こうが　じゅんこ）第Ⅱ部 1
京都第二赤十字看護専門学校 専任教師

峯松由紀子（みねまつ　ゆきこ）第Ⅱ部 1
京都第二赤十字看護専門学校 専任教師・実習調整者

小泉真希子（こいずみ　まきこ）第Ⅱ部 1
京都第二赤十字看護専門学校 専任教師

吉岡由里香（よしおか　ゆりか）第Ⅱ部 1
京都第二赤十字看護専門学校 専任教師

中村真人（なかむら　まさと）第Ⅱ部 1
京都第二赤十字看護専門学校 専任教師

髙野佳子（たかの　よしこ）第Ⅱ部 1
京都第二赤十字看護専門学校 教務主任

立岡葉里子（たておか　よりこ）第Ⅱ部 1
京都第二赤十字看護専門学校 専任教師

嶋田佐和子（しまだ　さわこ）第Ⅱ部 1
京都第二赤十字看護専門学校 専任教師

津田はづき（つだ　はづき）第Ⅱ部 1
京都第二赤十字看護専門学校 専任教師

村上明美（むらかみ　あけみ）第Ⅱ部2−1
神奈川県立保健福祉大学 学長

高田昌代（たかだ　まさよ）第Ⅱ部2−1
神戸市看護大学看護学部 教授

江藤宏美（えとう　ひろみ）第Ⅱ部2−1
長崎大学生命医科学域 教授

亀田幸枝（かめだ　ゆきえ）第Ⅱ部2−2
石川県立看護大学看護学部 教授

糸賀暢子（いとが　ようこ）第Ⅲ部1−2
あじさい学園 中部国際医療学院 学校長

田上晶子（たのうえ　あきこ）第Ⅲ部1−3
近畿大学附属看護専門学校 教務部長

外薗智子（ほかぞの　ともこ）第Ⅲ部1−4
鹿児島医療技術専門学校看護学科 実習調整者

佐藤尚治（さとう　なおはる）第Ⅲ部1−5
イムス横浜国際看護専門学校 副校長

今村朋子（いまむら　ともこ）第Ⅲ部2−1
愛媛県立医療技術大学助産学専攻科 准教授

片岡弥恵子（かたおか　やえこ）第Ⅲ部2−2
聖路加国際大学大学院看護学研究科ウィメンズヘルス・助産学 教授

和泉美枝（いずみ　みえ）第Ⅲ部2−3
同志社女子大学看護学部 教授

宮川幸代（みやがわ　さちよ）第Ⅲ部2−3
同志社女子大学看護学部 准教授

眞鍋えみ子（まなべ　えみこ）第Ⅲ部2−3
同志社女子大学看護学部 教授

五十嵐稔子（いがらし　としこ）第Ⅲ部2−4
奈良県立医科大学医学部看護学科 教授

伊藤多恵子（いとう　たえこ）第Ⅲ部2−5
愛仁会看護助産専門学校助産学科 専任教員

看護・助産師教育に活かすパフォーマンス評価ワークブック
導入のための初めの一歩

2024 年 6 月 10 日　第 1 版第 1 刷発行

〈編著者〉　細尾萌子

　　　　　　小田初美

　　　　　　副島和美

　　　　　　倉本孝子

〈発行者〉　矢部敬一

〈発行所〉　株式会社 創元社

本　　社　〒 541-0047　大阪市中央区淡路町 4-3-6

電　　話　06-6231-9010（代）

Ｆ Ａ Ｘ　06-6233-3111（代）

東京支店　〒 101-0051　東京都千代田区神田神保町 1-2 田辺ビル

電　　話　03-6811-0662（代）

https://www.sogensha.co.jp/

〈印刷所〉　株式会社 太洋社

装幀・本文組　野田和浩

©2024 Printed in Japan
ISBN978-4-422-32087-8　C3047